GUIA COMPLETA DE
TERAPIA
DE
LUZ ROJA

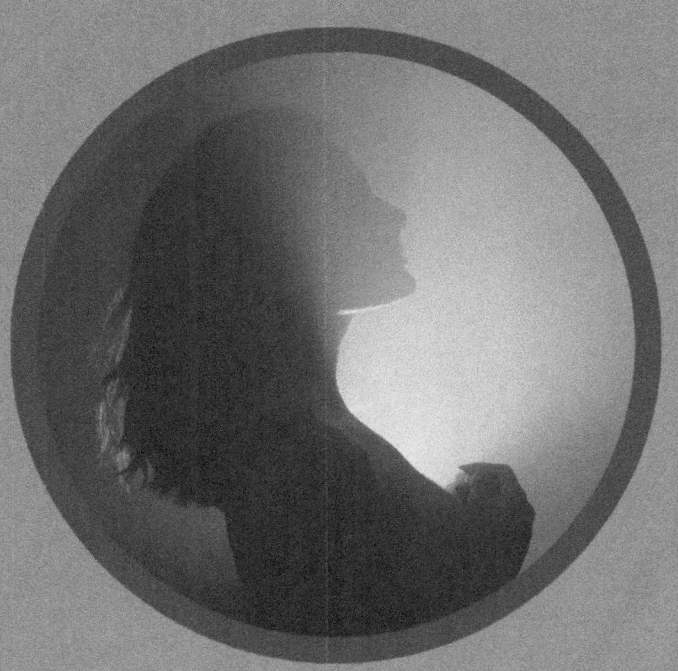

Susan McDowell

GUÍA COMPLETA DE TERAPIA DE LUZ ROJA

Salud óptima, piel saludable y otros beneficios de la luz roja

- Susan McDowell -

Guía Completa de Terapia de Luz Roja / Susan McDowell – 1ª Edición

ISBN 9798851103711

ÍNDICE

ADVERTENCIA

Es importante seguir pautas y protocolos generales para garantizar una aplicación segura y efectiva de la terapia de luz roja. Algunos consejos prácticos incluyen:

Consultar a un profesional de la salud: Antes de comenzar cualquier tratamiento de terapia de luz roja, es recomendable consultar a un profesional de la salud, como un médico o terapeuta, especialmente si se tiene alguna condición médica preexistente.

Seguir las instrucciones del fabricante: Cada dispositivo de terapia de luz roja tiene sus propias instrucciones de uso. Es importante leer y seguir estas instrucciones cuidadosamente para garantizar un uso adecuado y seguro.

Establecer una rutina y ser consistente: La terapia de luz roja puede requerir sesiones regulares para obtener resultados óptimos. Establecer una rutina y ser consistente en la aplicación de la terapia es importante para maximizar sus beneficios.

Mantener una distancia adecuada: Es importante mantener una distancia adecuada entre el dispositivo de luz roja y la piel para garantizar una exposición óptima y evitar daños. Siguiendo las recomendaciones del fabricante, se puede determinar la distancia óptima para cada dispositivo.

Proteger los ojos: La luz roja puede ser intensa y potencialmente dañina para los ojos. Es importante utilizar gafas de protección ocular adecuadas cuando sea necesario y evitar mirar directamente a la fuente de luz durante la terapia.

Ser paciente y realista: La terapia de luz roja puede proporcionar beneficios, pero los resultados pueden variar según la persona y la condición tratada. Es importante ser paciente y realista, y mantener expectativas razonables en cuanto a los resultados.

Siguiendo estas pautas y consejos prácticos, aquellos que deseen explorar la terapia de luz roja por sí mismos pueden hacerlo de manera segura y efectiva, maximizando los beneficios que esta terapia puede ofrecer. Sin embargo, es importante recordar que cada individuo es único, y es recomendable buscar el asesoramiento de un profesional de la salud antes de iniciar cualquier tratamiento nuevo.

Es importante destacar que la terapia de luz roja **no busca reemplazar los tratamientos médicos convencionales**, sino más bien complementarlos. Se considera una terapia no invasiva y generalmente segura, aunque es recomendable seguir las pautas y recomendaciones específicas para su uso apropiado.

Se recomienda encarecidamente la consulta médica, y la investigación a fondo para el tratamiento e impacto que pueda tener en cada una de las condiciones y en base a cada persona.

○ · ● · ○

INTRODUCCIÓN A LA TERAPIA DE LUZ ROJA

L a aplicación de luz roja y casi infrarroja produce un efecto en cadena, estimulando la producción de colágeno y mejorando la circulación sanguínea. Superficialmente, esto puede acelerar la cicatrización de heridas, como quemaduras o úlceras, y reducir los signos del envejecimiento, como arrugas y manchas oscuras.

Aunque la piel es el órgano más grande y visible del cuerpo, en teoría todas las células pueden beneficiarse de la terapia con luz roja o casi infrarroja.

En general, los tejidos que más se benefician son aquellos en estado de agotamiento o alteración, como la piel dañada por el sol. Aunque la fototerapia no es una solución milagrosa para tratar la piel ni ninguna otra afección, sí que ofrece numerosas ventajas que llevan a esta práctica a considerarse si no un complemento ideal a otros tratamientos, una forma en sí misma de prevención y cuidado.

"Parece genial -y lo he visto en todas las redes sociales-, pero ¿funciona de verdad la terapia de luz roja?", te estarás preguntando si te decidiste a leer este libro. Y la respuesta es sí. Pero antes de entrar en detalles sobre una luz roja que dice curarlo todo (y en cierto modo puede), hablemos del objetivo del libro y luego entremos en materia de lo que es la terapia de luz roja y por qué funciona para la piel de todo el cuerpo, entre otros beneficios.

OBJETIVOS DEL LIBRO

El propósito de este libro es proporcionar una guía accesible y comprensible sobre la terapia de luz roja, un enfoque terapéutico innovador que ha ganado reconocimiento y popularidad en los últimos años. Nuestro objetivo es ofrecer información clara y concisa sobre los fundamentos de la terapia de luz roja, sus beneficios potenciales y sus diversas aplicaciones en el ámbito de la salud y el bienestar.

En un mundo donde la salud y el bienestar están en constante evolución, es esencial que la información sobre enfoques terapéuticos como la terapia de luz roja sea accesible para todos. Este libro tiene como objetivo llenar ese vacío, presentando el tema de manera clara y comprensible para una amplia audiencia.

La terapia de luz roja ha demostrado beneficios significativos en una variedad de condiciones y afecciones, pero aún existe cierta confusión y falta de información sobre su funcionamiento y aplicación. Es por eso por lo que es crucial abordar este tema en un formato divulgativo, para que tanto los profesionales de la salud como el público en general puedan comprender los conceptos básicos y explorar las posibilidades que ofrece esta terapia.

Este libro busca ser una fuente confiable y completa de información sobre la terapia de luz roja, proporcionando una visión general de sus fundamentos científicos, su historia, sus aplicaciones contemporáneas y su futuro potencial. Además, presentaremos investigaciones y testimonios que respalden su eficacia y relevancia clínica, brindando una base sólida para comprender y considerar la terapia de luz roja como una opción terapéutica viable.

Al abordar la terapia de luz roja en un formato divulgativo, esperamos que este libro inspire a los lectores a explorar este enfoque terapéutico, ya sea como profesionales de la salud en busca de nuevas herramientas terapéuticas o como individuos interesados en mejorar su salud y bienestar. Estamos convencidos de que la información clara y accesible puede empoderar a las personas para que tomen decisiones informadas sobre su bienestar, y estamos comprometidos en brindarles las herramientas necesarias para hacerlo.

La terapia de luz roja es un enfoque terapéutico que utiliza la luz en el espectro rojo para promover la salud y el bienestar. Esta forma de terapia se basa en la idea de que la exposición a la luz roja de baja intensidad puede tener efectos beneficiosos en los tejidos biológicos y desencadenar respuestas positivas en el organismo.

La luz roja utilizada en la terapia de luz roja tiene una longitud de onda específica, generalmente en el rango de 600 a 700 nanómetros. Esta longitud de onda particular es capaz de penetrar en las capas más profundas de la piel y llegar a los tejidos subyacentes, donde puede interactuar con las células y los sistemas biológicos.

Uno de los principales beneficios de la terapia de luz roja es su capacidad para estimular la producción de energía en las células a través de la activación de las mitocondrias, conocida como fotobiomodulación. Este proceso desencadena una serie de respuestas bioquímicas y bioeléctricas que pueden tener efectos positivos en diferentes sistemas del cuerpo.

Entre los beneficios más comunes asociados con la terapia de luz roja se incluyen:

Mejora de la cicatrización de heridas y regeneración de tejidos: La luz roja ha demostrado acelerar el proceso de curación de heridas, estimular la producción de colágeno y mejorar la regeneración de tejidos dañados.

Alivio del dolor y reducción de la inflamación: La terapia de luz roja puede tener efectos analgésicos y antiinflamatorios, ayudando a reducir el dolor y la inflamación en diversas condiciones, como lesiones musculares, artritis y dolor crónico.

Estimulación de la circulación sanguínea: La luz roja puede mejorar la circulación sanguínea al dilatar los vasos sanguíneos y aumentar el flujo de sangre a los tejidos, lo que favorece la entrega de oxígeno y nutrientes necesarios para una óptima salud celular.

Mejora de la salud de la piel: La terapia de luz roja se utiliza ampliamente en el cuidado de la piel, ya que puede estimular la producción de colágeno, mejorar la textura de la piel, reducir las arrugas y líneas de expresión, y tratar afecciones como el acné y la rosácea.

Fortalecimiento del sistema inmunológico: La exposición a la luz roja puede mejorar la respuesta inmunológica al estimular la producción de células inmunitarias y promover una mayor actividad fagocítica, lo que ayuda a combatir infecciones y fortalecer el sistema inmunológico.

La terapia de luz roja ha ganado relevancia en el ámbito terapéutico y de bienestar debido a su potencial para mejorar la salud y el funcionamiento del cuerpo de manera no invasiva y libre de efectos secundarios significativos. Su aplicación abarca desde la medicina y la fisioterapia hasta la dermatología y el cuidado personal.

La capacidad de la luz roja para interactuar con las células y los sistemas biológicos ha despertado un gran interés en la comunidad científica, y numerosos estudios han respaldado su eficacia en diferentes condiciones médicas y estéticas. A medida que la investigación continúa, se espera que la terapia de luz roja siga evolucionando y expandiéndose hacia nuevas áreas de aplicación y descubrimientos.

En resumen, la terapia de luz roja es un enfoque terapéutico prometedor que utiliza la luz roja de baja intensidad para promover la salud y el bienestar. Sus beneficios incluyen la mejora de la cicatrización de heridas, el alivio del dolor, la estimulación de la circulación sanguínea, la mejora de la salud de la piel y el fortalecimiento del sistema inmunológico. Su relevancia en el ámbito terapéutico y de bienestar radica en su capacidad para ofrecer una alternativa segura y eficaz a otros enfoques terapéuticos, proporcionando beneficios notables sin efectos secundarios significativos.

Educar y concienciar sobre la terapia de luz roja es un aspecto crucial para promover una comprensión precisa y objetiva de esta forma de terapia. En esta sección, se proporcionará una explicación detallada de los fundamentos científicos y los mecanismos de acción de la terapia de luz roja, así como una desmitificación de conceptos erróneos o malentendidos comunes relacionados con esta terapia.

La terapia de luz roja se basa en principios científicos sólidos y ha sido objeto de numerosos estudios e investigaciones. Su eficacia se atribuye principalmente a un proceso conocido como fotobiomodulación, en el cual la luz roja de baja intensidad interactúa con las células y los tejidos biológicos, desencadenando respuestas bioquímicas y bioeléctricas beneficiosas.

La luz roja utilizada en esta terapia tiene una longitud de onda específica en el rango de 600 a 700 nanómetros, que ha demostrado ser óptima para penetrar en la piel y llegar a las capas más profundas donde se encuentran las células y los tejidos objetivo. Cuando las células son expuestas a la luz roja, se activan los receptores específicos en las mitocondrias, las estructuras responsables de la producción de energía celular.

Uno de los principales mecanismos de acción de la terapia de luz roja es la estimulación de la producción de adenosín trifosfato (ATP), la principal fuente de energía en las células. La luz roja aumenta la actividad de la cadena de transporte de electrones en las mitocondrias, lo que conduce a una mayor generación de ATP. Esta energía adicional favorece la función celular y promueve una serie de respuestas beneficiosas en el organismo.

Además de la producción de ATP, la terapia de luz roja también desencadena otros efectos beneficiosos. Por ejemplo, se ha observado que la luz roja reduce la producción de radicales libres y el estrés oxidativo en las células, lo que contribuye a la reducción de la inflamación y el daño celular. También se ha demostrado que estimula la liberación de factores de crecimiento, como el factor de crecimiento similar a la insulina (IGF-1), que promueve la regeneración y la reparación de tejidos.

Es importante abordar algunos conceptos erróneos o malentendidos comunes relacionados con la terapia de luz roja. Uno de ellos es la idea de que la terapia de luz roja es similar a la exposición excesiva a la radiación ultravioleta (UV) del sol o las camas de bronceado. Es digno de mención que la terapia de luz roja utiliza una longitud de onda específica que no causa daño térmico ni quemaduras en la piel. Además, se utiliza una intensidad baja y controlada para evitar efectos adversos.

Otro malentendido común es la creencia de que la terapia de luz roja es solo un "placebo" o un enfoque pseudocientífico sin respaldo científico sólido. Sin embargo, hay una base científica sustancial que respalda los beneficios de la terapia de luz roja, con numerosos estudios y revisión

Se describirán los métodos y dispositivos utilizados para administrar la terapia de luz roja, así como pautas y protocolos generales para su aplicación segura y efectiva. Además, se ofrecerán consejos prácticos para aquellos que deseen comenzar su experiencia con la terapia de luz roja por sí mismos.

Existen diferentes métodos y dispositivos disponibles para administrar la terapia de luz roja, y la elección dependerá del área de aplicación y las preferencias individuales.

También se resumirán las investigaciones científicas relevantes que respaldan los beneficios de la terapia de luz roja, así como testimonios reales de personas que han experimentado beneficios significativos a través de su uso.

¿QUÉ ES LA TERAPIA DE LUZ ROJA?

La terapia de luz roja es una modalidad terapéutica que utiliza la luz en el rango del espectro rojo para promover beneficios para la salud y el bienestar. Esta forma de terapia se basa en la idea de que la exposición a la luz roja puede estimular procesos biológicos en el cuerpo, lo que a su vez puede tener efectos positivos en diversas condiciones y funciones fisiológicas.

El objetivo principal de la terapia de luz roja es aprovechar las propiedades específicas de la luz en el rango rojo para desencadenar respuestas biológicas beneficiosas en el cuerpo humano. A través de la exposición controlada a la luz roja, se busca estimular diferentes sistemas y tejidos para promover la curación, mejorar el rendimiento físico y mental, y optimizar la salud en general.

La luz roja utilizada en esta terapia generalmente tiene una longitud de onda entre aproximadamente 600 y 700 nanómetros, lo que corresponde a la porción visible del espectro electromagnético. A esta longitud de onda, la luz roja puede penetrar profundamente en los tejidos biológicos, alcanzando las células y los órganos subyacentes.

La terapia de luz roja se ha utilizado en diversas aplicaciones, incluyendo trastornos del estado de ánimo como la depresión y la ansiedad, trastornos del sueño, afecciones dermatológicas, lesiones musculares y articulares, y procesos de cicatrización de heridas, entre otros.

La luz roja utilizada en la terapia de luz roja es una forma de radiación electromagnética que se encuentra en el extremo visible del espectro de luz. Tiene una longitud de onda más larga en comparación con la luz azul o ultravioleta, lo que le confiere propiedades particulares y efectos específicos en los tejidos biológicos.

Propiedades de la luz roja:

Longitud de onda: La luz roja tiene una longitud de onda aproximada de 600 a 700 nanómetros, lo que la hace más larga que otras partes del espectro visible.

Penetración: La luz roja puede penetrar más profundamente en los tejidos biológicos en comparación con la luz azul o ultravioleta. Puede alcanzar células, tejidos y órganos subyacentes, lo que la hace adecuada para aplicaciones terapéuticas.

Energía: La luz roja tiene una energía más baja que la luz ultravioleta, lo que la hace menos dañina para la piel y los tejidos.

Interacción de la luz roja con los tejidos biológicos:

Absorción: Cuando la luz roja alcanza los tejidos biológicos, parte de ella es absorbida por moléculas presentes en las células, como la citocromo c oxidasa y los cromóforos mitocondriales. Estas moléculas tienen una alta afinidad por la luz roja y pueden absorberla, lo que desencadena respuestas biológicas específicas.

Estimulación metabólica: La absorción de la luz roja por las moléculas en las células puede aumentar la producción de adenosín trifosfato (ATP), la fuente de energía celular. Esto puede estimular el metabolismo celular y promover la actividad enzimática.

Mejora de la circulación sanguínea: La luz roja puede estimular la liberación de óxido nítrico en los vasos sanguíneos, lo que provoca vasodilatación y mejora la circulación sanguínea local. Esto puede facilitar la entrega de oxígeno y nutrientes a los tejidos y promover la eliminación de productos de desecho.

Los mecanismos de acción involucrados en la terapia de luz roja incluyen la modulación de la expresión génica, la reducción de la inflamación, la promoción de la síntesis de colágeno y elastina, la regulación del ciclo circadiano y la mejora de la función mitocondrial.

La luz roja utilizada en la terapia de luz roja tiene propiedades específicas, como su longitud de onda y capacidad de penetración, que la distinguen de otras partes del espectro electromagnético. Cuando interactúa con los tejidos biológicos, la luz roja es absorbida por moléculas y desencadena una serie de respuestas biológicas beneficiosas, como la estimulación metabólica y la mejora de la circulación sanguínea. Estos mecanismos de acción son fundamentales para comprender los efectos terapéuticos de la terapia de luz roja.

Además de los mecanismos mencionados anteriormente, existen otros procesos biológicos importantes que están involucrados en la interacción de la luz roja con los tejidos biológicos durante la terapia de luz roja:

Producción de especies reactivas de oxígeno (ROS):

La exposición a la luz roja puede aumentar la producción de ROS en las células. Estas moléculas, como el peróxido de hidrógeno, pueden desencadenar respuestas celulares, como la activación de vías de señalización y la modulación de la expresión génica.

La generación controlada de ROS puede tener efectos beneficiosos, como la estimulación de la respuesta antioxidante endógena y la promoción de la reparación celular.

Modulación de vías de señalización celular:

La luz roja puede influir en diversas vías de señalización celular, incluyendo la vía del factor de crecimiento similar a la insulina (IGF-1), la vía del factor de crecimiento del nervio (NGF) y la vía del factor de crecimiento endotelial vascular (VEGF). Estas vías están involucradas en la regulación de procesos clave, como la proliferación celular, la supervivencia celular y la angiogénesis.

La modulación de estas vías de señalización puede tener efectos positivos en la regeneración de tejidos, la reducción de la inflamación y la promoción de la curación.

Es importante destacar que los mecanismos exactos de acción de la terapia de luz roja todavía están siendo investigados y comprendidos en detalle. Existen varias teorías y enfoques en la literatura científica, y la interacción de la luz roja con los tejidos biológicos es un campo activo de investigación.

La comprensión de estos fundamentos físicos y mecanismos de acción es esencial para poder aplicar adecuadamente la terapia de luz roja en diferentes condiciones y optimizar sus efectos terapéuticos. A medida que avanza la investigación en este campo, se espera obtener una comprensión más completa de los procesos biológicos involucrados y sus implicaciones clínicas, lo que puede conducir a un mejor aprovechamiento de la terapia de luz roja en la práctica terapéutica.

La terapia de luz roja tiene sus raíces en la investigación científica sobre los efectos de la luz en los organismos vivos. A lo largo de los años, se han realizado estudios y experimentos que han contribuido a su descubrimiento y desarrollo

En el siglo XIX, el físico danés Niels Ryberg Finsen realizó investigaciones pioneras sobre los efectos de la luz en el tratamiento de enfermedades. Finsen fue galardonado con el Premio Nobel de Medicina en 1903 por sus estudios sobre el uso de la terapia de luz en el tratamiento de la tuberculosis cutánea, utilizando lámparas especiales que emitían luz roja.

Durante el siglo XX, se llevaron a cabo investigaciones adicionales sobre los efectos de la luz roja en los procesos biológicos. Se descubrió que la luz roja podía tener efectos beneficiosos en la cicatrización de heridas, la estimulación del crecimiento del cabello, la mejora de la función cognitiva y la regulación del estado de ánimo.

El uso terapéutico de la luz roja recibió un impulso significativo con el desarrollo de tecnologías láser en la década de 1960. Los láseres de baja potencia y las fuentes de luz LED comenzaron a utilizarse en la terapia de luz roja, lo que permitió una aplicación más precisa y controlada.

En los 90, se produjo un crecimiento significativo en la investigación y aplicación de la terapia de luz roja. Se realizaron estudios clínicos y experimentos en diversas áreas de aplicación, como trastornos del estado de ánimo, trastornos del sueño, cicatrización de heridas y afecciones dermatológicas.

De los años 2000 en adelante, la terapia de luz roja ha continuado evolucionando y expandiéndose en diversas áreas. Se han desarrollado dispositivos portátiles y de uso doméstico que permiten a las personas realizar la terapia de luz roja en la comodidad de sus hogares. Además, se han llevado a cabo investigaciones sobre la optimización de los protocolos de tratamiento, la combinación de la luz roja con otros enfoques terapéuticos y la exploración de nuevas aplicaciones potenciales.

La evolución de la terapia de luz roja ha sido impulsada por avances tecnológicos y la investigación científica en varios campos. A medida que se ha profundizado en la comprensión de los mecanismos de acción y los efectos biológicos de la luz roja, se han descubierto nuevas aplicaciones y se han refinado los protocolos de tratamiento. Algunos desarrollos importantes en la terapia de luz roja incluyen avances en la tecnología de fuentes de luz. La disponibilidad de láseres de baja potencia y diodos emisores de luz (LED) de alta calidad ha permitido una emisión precisa y controlada de luz roja en aplicaciones terapéuticas. Además, la miniaturización y portabilidad de los dispositivos de luz roja han facilitado su uso en el hogar y en entornos clínicos.

También se han desarrollado estudios clínicos y evidencia científica. La terapia de luz roja ha sido respaldada por un creciente cuerpo de evidencia científica. Se han llevado a cabo estudios clínicos controlados y ensayos clínicos para evaluar su eficacia en diversas condiciones médicas. Esto ha contribuido a su reconocimiento y aceptación en el campo de la medicina y la terapia física. Y, obviamente, en combinación con otras terapias. La terapia de luz roja se ha combinado con otras terapias, como la terapia física convencional, la terapia fotodinámica y la terapia con medicamentos. Estas combinaciones pueden mejorar los resultados terapéuticos al aprovechar los efectos sinérgicos de diferentes modalidades de tratamiento.

En aplicaciones cosméticas y de belleza, la terapia de luz roja ha ganado popularidad en el ámbito de la estética y el cuidado de la piel. Se ha utilizado para mejorar la apariencia de la piel, reducir las arrugas y líneas finas, y estimular la producción de colágeno y elastina. También se ha utilizado en tratamientos capilares para promover el crecimiento del cabello y mejorar la salud del cuero cabelludo.

Actualmente está en proceso de investigación en nuevas áreas de aplicación. Además de las aplicaciones establecidas, la terapia de luz roja está siendo explorada en nuevas áreas. Esto incluye su uso potencial en trastornos neurodegenerativos, enfermedades oculares, trastornos del sueño, afecciones musculoesqueléticas y trastornos metabólicos. La investigación continúa expandiendo los límites de su aplicación y descubriendo nuevos beneficios terapéuticos.

La terapia de luz roja ha evolucionado desde sus primeros descubrimientos hasta convertirse en una terapia reconocida y ampliamente utilizada en diversos campos. Los avances tecnológicos, la investigación científica y la acumulación de evidencia clínica han impulsado su desarrollo y aplicación en una amplia gama de condiciones médicas y estéticas. A medida que se descubren nuevos hallazgos y se exploran nuevas áreas de aplicación, la terapia de luz roja continuará evolucionando y contribuyendo al campo de la medicina y la terapia física.

La terapia de luz roja ha sido asociada con una amplia variedad de beneficios terapéuticos en diversas áreas de aplicación. A continuación, se enumeran y describen algunos de los posibles beneficios terapéuticos de la terapia de luz roja:

1- Mejora del estado de ánimo y trastornos del estado de ánimo:

La exposición a la luz roja ha demostrado ser efectiva en el tratamiento de trastornos del estado de ánimo, como la depresión estacional y otros tipos de depresión.

La terapia de luz roja puede ayudar a regular los ritmos circadianos, estimular la producción de serotonina (neurotransmisor asociado con el bienestar) y reducir los síntomas de la depresión y la ansiedad.

2- Trastornos del sueño y regulación del ritmo circadiano:

La luz roja puede ayudar a regular el ritmo circadiano, promoviendo una mejor calidad del sueño y alivio de los trastornos del sueño, como el insomnio.

La exposición a la luz roja en momentos específicos del día puede ayudar a sincronizar el reloj interno del cuerpo y promover un sueño saludable.

3- Mejora de la cicatrización y regeneración tisular:

La terapia de luz roja ha demostrado acelerar la cicatrización de heridas, promoviendo la proliferación celular, la formación de nuevos vasos sanguíneos y la síntesis de colágeno.

Se ha utilizado en el tratamiento de quemaduras, úlceras, heridas posquirúrgicas y lesiones deportivas para promover la curación más rápida y reducir la inflamación.

4- Cuidado de la piel y rejuvenecimiento:

La luz roja estimula la producción de colágeno y elastina en la piel, mejorando la apariencia de arrugas, líneas finas y flacidez.

Se ha utilizado en el tratamiento del acné, la rosácea y otras afecciones dermatológicas para reducir la inflamación, promover la cicatrización y mejorar la apariencia general de la piel.

5- Alivio del dolor y reducción de la inflamación:

La terapia de luz roja puede tener efectos analgésicos y antiinflamatorios, aliviando el dolor y reduciendo la inflamación en diversas condiciones, como artritis, lesiones musculares y articulares.

Se ha utilizado en terapia física y rehabilitación para acelerar la recuperación y reducir el dolor asociado con lesiones y afecciones crónicas.

6- Mejora del rendimiento deportivo y recuperación:

La terapia de luz roja puede ayudar a mejorar la capacidad de recuperación muscular, reducir el tiempo de recuperación después del ejercicio intenso y promover la regeneración muscular.

Se ha utilizado en atletas y deportistas para mejorar el rendimiento, reducir la fatiga y acelerar la recuperación muscular.

Estos son solo algunos ejemplos de los posibles beneficios terapéuticos asociados con la terapia de luz roja. Es importante tener en cuenta que la efectividad y la respuesta individual pueden variar según la condición médica y la persona. Siempre es recomendable consultar con un profesional de la salud antes de iniciar cualquier tratamiento de terapia de luz roja.

Además de los beneficios terapéuticos mencionados anteriormente, la terapia de luz roja también ha mostrado potencial en otras áreas de aplicación. A continuación, se presentan algunos ejemplos adicionales:

Tratamiento de trastornos neurodegenerativos: Se están investigando los efectos de la terapia de luz roja en enfermedades neurodegenerativas como el Alzheimer y el Parkinson. Se ha sugerido que la luz roja puede tener propiedades neuroprotectoras y promover la regeneración neuronal.

Mejora de la salud ocular: La terapia de luz roja se está explorando como una opción de tratamiento para afecciones oculares como la degeneración macular relacionada con la edad y el glaucoma. Se cree que la luz roja puede tener efectos positivos en la circulación sanguínea y la regeneración celular en los tejidos oculares.

Mejora de la función cognitiva: Se ha demostrado que la terapia de luz roja mejora la función cognitiva, incluyendo la memoria, el enfoque y la concentración. Esto puede ser beneficioso en el rendimiento académico, laboral y deportivo.

Apoyo en trastornos metabólicos: Se está investigando el uso de la terapia de luz roja en el tratamiento de trastornos metabólicos, como la obesidad y la resistencia a la insulina. Se cree que la luz roja puede influir en el metabolismo celular y la regulación hormonal.

Es destacable que la terapia de luz roja no es una cura milagrosa para todas las enfermedades y afecciones. Si bien ha mostrado beneficios prometedores en diversas áreas, se requiere más investigación científica para comprender completamente sus mecanismos de acción y su efectividad en diferentes condiciones.

La terapia de luz roja se puede administrar mediante diversos métodos y dispositivos, cada uno de los cuales tiene sus propias características y aplicaciones específicas. A continuación, se describen los métodos comunes utilizados para administrar la terapia de luz roja:

1- Dispositivos de luz roja de uso personal: Estos dispositivos son portátiles y diseñados para uso personal en el hogar o en entornos clínicos. Pueden incluir lámparas de luz roja, paneles de luz, dispositivos de terapia de mano o dispositivos de uso tópico, como máscaras faciales de luz roja. Estos dispositivos suelen emitir luz roja de baja a media intensidad y se pueden utilizar en áreas específicas del cuerpo o en la cara.

2- Cabinas de terapia de luz roja: Las cabinas son estructuras cerradas equipadas con múltiples fuentes de luz roja. El paciente se coloca dentro de la cabina para recibir una exposición generalizada de luz roja en todo el cuerpo. Este enfoque es útil cuando se requiere una exposición más extensa y se utiliza en entornos clínicos o spas de terapia de luz roja.

3- Láseres de baja potencia: Los láseres de baja potencia emiten luz roja en forma de un haz enfocado. Estos láseres pueden ser utilizados por profesionales de la salud en tratamientos más específicos, como terapia focalizada en áreas de dolor, heridas o tejidos específicos. Los láseres de baja potencia se utilizan comúnmente en terapia física y rehabilitación.

Si bien los protocolos de terapia de luz roja pueden variar según la condición médica y el dispositivo utilizado, existen algunas pautas generales que se pueden seguir:

Duración de la sesión: Las sesiones de terapia de luz roja suelen durar entre 10 y 30 minutos, dependiendo de la condición y el dispositivo utilizado. Es importante seguir las recomendaciones del fabricante del dispositivo o las indicaciones del profesional de la salud.

Frecuencia de tratamiento: La terapia de luz roja a menudo se administra varias veces por semana, con un régimen inicial de tratamiento seguido de un mantenimiento a largo plazo. La frecuencia puede variar según la condición y la respuesta individual al tratamiento.

Distancia y tiempo de exposición: La distancia entre el dispositivo de luz roja y el área de tratamiento puede variar según el dispositivo y la intensidad deseada. En general, se recomienda colocar el dispositivo a una distancia que permita una exposición cómoda y segura. El tiempo de exposición también puede variar, pero es importante evitar la sobreexposición a la luz roja.

Uso de protección ocular: En algunos casos, especialmente cuando se utilizan láseres de baja potencia, se recomienda el uso de protección ocular para evitar la exposición directa a la luz. Esto puede incluir el uso de gafas de protección específicas.

Es fundamental seguir las instrucciones del fabricante del dispositivo y, en caso de dudas, consultar con un profesional de la salud capacitado en terapia de luz roja. Cada condición y situación pueden requerir un enfoque y protocolos específicos, por lo que es importante recibir orientación profesional.

Es relevante que la terapia de luz roja es generalmente segura y no invasiva. Sin embargo, algunas precauciones y contraindicaciones pueden aplicarse en ciertos casos. Algunas consideraciones generales incluyen la consulta médica, revisión de la dosis y la fotobiomodulación selectiva.

Siempre es recomendable consultar a un médico o profesional de la salud antes de iniciar la terapia de luz roja, especialmente si se tiene alguna condición médica preexistente o se está bajo tratamiento médico. Es fundamental seguir las recomendaciones específicas de dosis y tiempo de exposición proporcionadas por el fabricante del dispositivo o el profesional de la salud. No se debe exceder el tiempo de exposición recomendado, ya que una sobreexposición puede tener efectos adversos. Algunas afecciones pueden requerir protocolos de terapia de luz roja específicos que incluyan diferentes longitudes de onda, intensidades y tiempos de exposición. Es importante ajustar los parámetros de acuerdo con las necesidades de tratamiento específicas.

Importante la precaución en ciertas condiciones. La terapia de luz roja puede no ser adecuada para personas con trastornos oculares agudos, cáncer de piel, sensibilidad extrema a la luz o trastornos de la tiroides. En tales casos, es importante buscar la opinión de un médico antes de iniciar el tratamiento.

Recuerda que la terapia de luz roja es una forma complementaria de tratamiento y no reemplaza el consejo o tratamiento médico convencional. Es importante utilizarla como parte de un enfoque integral de cuidado de la salud y bajo la supervisión de profesionales capacitados.

La terapia de luz roja ha ganado reconocimiento y relevancia en el ámbito terapéutico debido a su potencial para complementar y mejorar otras formas de tratamiento. A continuación, se discute la importancia de la terapia de luz roja en el contexto terapéutico:

Complemento de otros tratamientos: La terapia de luz roja se ha utilizado de manera complementaria en combinación con otros enfoques terapéuticos, como la terapia física, la psicoterapia y la medicación. En muchos casos, se ha demostrado que la terapia de luz roja potencia los resultados y acelera los procesos de curación. Al ser no invasiva y segura, puede ser utilizada en conjunto con otros tratamientos sin interferir con ellos.

Efectos sinérgicos: La terapia de luz roja se ha observado que tiene efectos sinérgicos con otros enfoques terapéuticos. Por ejemplo, se ha utilizado junto con la fisioterapia para aliviar el dolor y promover la recuperación de lesiones musculares y articulares.

También se ha combinado con la terapia cognitivo-conductual en el tratamiento de trastornos del estado de ánimo para mejorar los síntomas depresivos y de ansiedad.

Amplia gama de aplicaciones: La terapia de luz roja ha demostrado eficacia en una amplia gama de condiciones médicas y trastornos, lo que la hace relevante en diversas especialidades terapéuticas. Desde trastornos del sueño y trastornos del estado de ánimo hasta problemas de piel y cicatrización de heridas, la terapia de luz roja se ha utilizado en una variedad de contextos clínicos y ha mostrado resultados positivos.

Investigaciones y testimonios respaldan su eficacia y relevancia clínica. Existe una creciente cantidad de investigaciones científicas que respaldan la eficacia y relevancia clínica de la terapia de luz roja en diversas condiciones. Estudios clínicos controlados han demostrado su eficacia en el alivio del dolor, la mejora de la circulación sanguínea, la estimulación de la regeneración celular y la reducción de la inflamación. Estas investigaciones respaldan la aplicación de la terapia de luz roja en diferentes campos terapéuticos.

A su vez, muchos pacientes han compartido testimonios positivos sobre los beneficios que han experimentado con la terapia de luz roja. Han informado una reducción del dolor, mejoría en el estado de ánimo, cicatrización más rápida de heridas y mejora en la calidad del sueño, entre otros resultados. Estos testimonios respaldan la relevancia clínica de la terapia de luz roja y su impacto positivo en la vida de las personas.

Es importante tener en cuenta que si bien la terapia de luz roja ha demostrado beneficios en varios estudios y testimonios, se requiere más investigación para comprender completamente sus mecanismos de acción y su efectividad en diferentes condiciones. Se alienta a los profesionales de la salud a seguir investigando y utilizando la terapia de luz roja de manera responsable y basada en la evidencia científica disponible.

La terapia de luz roja desempeña un papel importante en el contexto terapéutico al complementar otras formas de tratamiento y ofrecer beneficios adicionales. Su capacidad para mejorar la circulación sanguínea, estimular la regeneración celular y reducir la inflamación la convierte en una opción terapéutica relevante en una amplia gama de condiciones médicas. Investigaciones científicas y testimonios de pacientes respaldan su eficacia y relevancia clínica. Sin embargo, es fundamental que los profesionales de la salud continúen investigando y aplicando la terapia de luz roja de manera responsable, siguiendo las pautas y recomendaciones establecidas.

HISTORIA DE LA TERAPIA DE LUZ ROJA

La comprensión de los efectos de la luz en los tejidos biológicos ha sido un proceso que ha evolucionado a lo largo de la historia. Desde los primeros indicios de que la luz podría tener un impacto en los organismos vivos hasta los experimentos pioneros que exploraron sus efectos en la curación y regeneración de tejidos, se ha avanzado significativamente en nuestra comprensión de la terapia de luz roja.

Los primeros indicios del efecto de la luz en los organismos vivos se remontan a la antigüedad. Civilizaciones como la antigua China y Egipto ya utilizaban la luz solar con fines terapéuticos. Se creía que la exposición a la luz solar tenía propiedades curativas y podía ayudar en el tratamiento de diversas enfermedades.

Sin embargo, fue en el siglo XIX cuando se llevaron a cabo los experimentos pioneros que sentaron las bases para la comprensión moderna de los efectos de la luz en los tejidos biológicos. Uno de los investigadores destacados en este campo fue el científico danés Niels Ryberg Finsen, quien recibió el Premio Nobel de Medicina en 1903 por sus contribuciones a la terapia de la luz en el tratamiento de la tuberculosis cutánea.

Finsen utilizó lámparas de arco de carbono y luz ultravioleta para tratar a pacientes con tuberculosis cutánea. Observó mejorías significativas en la condición de la piel de los pacientes, lo que le llevó a concluir que la luz podía tener un efecto terapéutico en los tejidos biológicos. Sus investigaciones sentaron las bases para futuros estudios sobre el uso de la luz en el contexto médico.

Además de Finsen, otros científicos también realizaron experimentos que exploraron los efectos de la luz en la curación y regeneración de tejidos. Por ejemplo, en la década de 1960, el científico húngaro Endre Mester realizó experimentos con láseres de baja potencia y descubrió que la luz roja podía estimular el crecimiento del cabello y la cicatrización de heridas en ratones. Sus hallazgos abrieron nuevas puertas en la investigación de la terapia de luz roja y su aplicación en la medicina.

Estos experimentos pioneros sentaron las bases para la comprensión actual de los efectos de la luz en los tejidos biológicos y la posterior evolución de la terapia de luz roja. A partir de estos primeros indicios, se han llevado a cabo numerosos estudios científicos y se ha avanzado en la comprensión de los mecanismos de acción de la luz en los procesos biológicos, lo que ha llevado al desarrollo de tecnologías y dispositivos más sofisticados para la administración de la terapia de luz roja.

El descubrimiento de los efectos de la luz en los tejidos biológicos no se detuvo en los experimentos pioneros. A lo largo de los años, se han realizado investigaciones adicionales que han ampliado nuestra comprensión de los mecanismos de acción de la terapia de luz roja y han explorado sus aplicaciones terapéuticas en diversas áreas.

En las últimas décadas, se ha demostrado que la luz roja tiene la capacidad de penetrar en los tejidos biológicos de manera profunda y estimular una serie de respuestas bioquímicas y celulares beneficiosas. Se ha descubierto que la luz roja activa las mitocondrias, las estructuras responsables de la producción de energía en las células, lo que conduce a la estimulación del metabolismo celular y la liberación de moléculas clave para la reparación y regeneración de tejidos.

Además de sus efectos en la producción de energía celular, la luz roja también ha demostrado tener propiedades antiinflamatorias y analgésicas. Se ha observado que reduce la producción de moléculas proinflamatorias y disminuye la sensibilidad de los receptores del dolor, lo que resulta en una reducción del dolor y la inflamación en diferentes condiciones.

La terapia de luz roja ha encontrado aplicaciones en diversas áreas de la medicina y la terapia. Por ejemplo, en el campo de la dermatología, se ha utilizado para el tratamiento de afecciones de la piel como el acné, las heridas crónicas y las cicatrices. También se ha utilizado en la fisioterapia para acelerar la recuperación de lesiones musculares y articulares, así como para aliviar el dolor y la inflamación asociados.

Además, se ha investigado el uso de la terapia de luz roja en trastornos del estado de ánimo, como la depresión y el trastorno afectivo estacional. Se ha observado que la exposición a la luz roja puede tener efectos positivos en el estado de ánimo, mejorar los síntomas depresivos y regular los ritmos circadianos.

Es destacable que si bien la terapia de luz roja ha demostrado beneficios en diversas áreas, su aplicación específica puede variar según la condición y las necesidades individuales del paciente. Se requiere una evaluación cuidadosa y supervisión profesional para determinar el protocolo adecuado y garantizar su seguridad y eficacia.

Los primeros intentos de utilizar la luz roja con fines terapéuticos se remontan a finales del siglo XIX y principios del siglo XX. Durante este período, los científicos comenzaron a explorar los posibles beneficios de la luz roja en el contexto médico y a desarrollar técnicas para su aplicación terapéutica.

Uno de los primeros estudios que exploró los beneficios de la luz roja en el ámbito médico fue realizado por el médico danés Niels Ryberg Finsen. A finales del siglo XIX, Finsen investigó los efectos de la luz en el tratamiento de enfermedades de la piel, específicamente la tuberculosis cutánea. Utilizando lámparas de arco de carbono y luz ultravioleta, Finsen logró mejorar la condición de los pacientes, observando una disminución de los síntomas y una mejoría en la curación de las lesiones cutáneas.

El trabajo de Finsen fue revolucionario, y en reconocimiento a sus contribuciones, fue galardonado con el Premio Nobel de Medicina en 1903. Sus estudios sentaron las bases para la posterior investigación de la terapia de luz roja y allanaron el camino para su aplicación en diversas enfermedades y afecciones.

A partir de los estudios de Finsen, otros investigadores continuaron explorando los beneficios de la luz roja en el contexto médico. A mediados del siglo XX, el científico húngaro Endre Mester llevó a cabo experimentos con láseres de baja potencia, descubriendo que la luz roja podía estimular el crecimiento del cabello y la cicatrización de heridas en ratones. Estos hallazgos sentaron las bases para futuras investigaciones sobre la terapia de luz roja en el campo de la dermatología y la medicina regenerativa.

En las décadas siguientes, se llevaron a cabo estudios adicionales que exploraron los beneficios de la luz roja en diversas condiciones y enfermedades. Se investigaron sus efectos en el tratamiento del dolor, la inflamación, las lesiones musculares y articulares, y otras afecciones dermatológicas. Estos estudios iniciales sentaron las bases para el desarrollo de protocolos de tratamiento y tecnologías más avanzadas en el campo de la terapia de luz roja.

A medida que la investigación ha progresado, se ha ampliado nuestra comprensión de los mecanismos de acción de la luz roja y su efecto en los tejidos biológicos. Los avances tecnológicos han permitido la creación de dispositivos más sofisticados y de alta calidad que permiten una aplicación precisa y efectiva de la terapia de luz roja.

Los primeros intentos de utilizar la luz roja con fines terapéuticos se remontan al siglo XIX, con los estudios pioneros de Niels Ryberg Finsen. Estos estudios sentaron las bases para futuras investigaciones y exploraciones de los beneficios de la luz roja en el contexto médico. A lo largo del tiempo, se ha avanzado en la comprensión de los efectos de la luz roja en los tejidos biológicos, lo que ha llevado al desarrollo de técnicas y tecnologías más sofisticadas para su aplicación terapéutica. A medida que la terapia de luz roja ha ganado reconocimiento y aceptación, se han llevado a cabo estudios adicionales que respaldan su eficacia y han ampliado su aplicación en diversas áreas de la medicina y la terapia.

En la actualidad, existen numerosos estudios clínicos y experimentales que respaldan los beneficios terapéuticos de la luz roja. Por ejemplo, se ha demostrado que la terapia de luz roja tiene efectos positivos en la cicatrización de heridas al estimular la proliferación de células y la formación de tejido de granulación. Además, se ha observado que mejora la circulación sanguínea en los tejidos, lo que contribuye a la regeneración y reparación celular.

En el campo de la dermatología, se ha utilizado la terapia de luz roja para tratar afecciones como el acné, las arrugas y las manchas de la piel. La luz roja tiene propiedades antibacterianas y antiinflamatorias, lo que puede ayudar a reducir la inflamación y el enrojecimiento asociados con el acné, así como estimular la producción de colágeno para mejorar la apariencia de la piel.

Se ha investigado el uso de la terapia de luz roja en el tratamiento de trastornos del estado de ánimo, como la depresión y el trastorno afectivo estacional. La exposición a la luz roja puede estimular la producción de serotonina, un neurotransmisor involucrado en la regulación del estado de ánimo, lo que puede ayudar a aliviar los síntomas depresivos y mejorar el bienestar emocional.

Es importante mencionar que si bien la terapia de luz roja ha demostrado beneficios en diversas áreas, cada caso y condición deben ser evaluados individualmente y bajo supervisión profesional. Los protocolos de tratamiento pueden variar según la situación clínica y las necesidades específicas del paciente. La terapia de luz roja puede utilizarse como un enfoque complementario junto con otras formas de tratamiento, y se requiere una evaluación cuidadosa para determinar la estrategia más adecuada.

La terapia de luz roja ha experimentado avances significativos a lo largo de los años, impulsados por la investigación científica y los avances tecnológicos. A continuación, se presentan algunos hitos clave en el desarrollo de esta terapia y las contribuciones de científicos y profesionales destacados:

Investigaciones tempranas: Como se mencionó anteriormente, el trabajo pionero del médico danés Niels Ryberg Finsen en el siglo XIX sentó las bases de la terapia de luz roja. Sus estudios sobre los efectos de la luz en la curación de enfermedades de la piel fueron fundamentales para la posterior investigación en esta área.

Descubrimiento del láser: En 1960, Theodore Maiman desarrolló el primer láser, lo que permitió una emisión de luz coherente y controlada. Este avance tecnológico revolucionario allanó el camino para la aplicación precisa de la terapia de luz roja, ya que los láseres proporcionaban una fuente de luz focalizada y de alta intensidad.

Fotobiomodulación: En la década de 1980, el científico Endre Mester acuñó el término "fotobiomodulación" para describir los efectos biológicos de la luz en los tejidos. Sus investigaciones sobre los efectos del láser de baja potencia en la cicatrización de heridas y el crecimiento del cabello sentaron las bases para el campo de la terapia de luz roja.

Avances en dispositivos y tecnologías: A lo largo de las últimas décadas, se han realizado avances significativos en el diseño y la tecnología de los dispositivos de terapia de luz roja. Se han desarrollado fuentes de luz LED (diodo emisor de luz) que emiten luz roja de manera eficiente y precisa. Estos dispositivos son más seguros, compactos y asequibles, lo que ha facilitado su uso tanto en entornos clínicos como en el hogar.

Investigaciones clínicas y validación científica: Con el tiempo, se ha acumulado un cuerpo creciente de evidencia científica que respalda la eficacia y los beneficios terapéuticos de la terapia de luz roja en diversas condiciones. Los estudios clínicos controlados han demostrado su efectividad en la cicatrización de heridas, el alivio del dolor, la mejora de la función muscular, la regeneración de tejidos y otras aplicaciones terapéuticas.

Contribuciones de profesionales destacados: Varios científicos, médicos y profesionales de la salud han realizado contribuciones significativas al avance de la terapia de luz roja. Entre ellos se encuentran Michael R. Hamblin, un investigador líder en fotomedicina, y Harry T. Whelan, pionero en el uso de la terapia de luz roja en la medicina espacial.

Como hemos visto, la terapia de luz roja ha experimentado un desarrollo notable a lo largo de los años. Desde los primeros estudios de Niels Ryberg Finsen hasta los avances tecnológicos actuales, se ha acumulado una sólida base de conocimientos científicos y aplicaciones clínicas. Gracias a los avances en tecnología y la investigación continua, la terapia de luz roja ha evolucionado en una forma de tratamiento cada vez más accesible y efectiva para una variedad de condiciones y enfermedades. Los dispositivos de luz roja modernos ofrecen una emisión precisa y controlada de luz, lo que permite una administración óptima de la terapia.

La validación científica de la terapia de luz roja ha sido respaldada por numerosos estudios clínicos y experimentales. Estas investigaciones han demostrado consistentemente sus efectos beneficiosos en la cicatrización de heridas, la reducción del dolor, la mejora de la función muscular, la estimulación del crecimiento del cabello y otros beneficios terapéuticos. Además, se han realizado investigaciones sobre la terapia de luz roja en diversas áreas médicas, como la dermatología, la fisioterapia, la neurología y la psiquiatría.

Los avances en la terapia de luz roja también se han traducido en su aplicación práctica. Actualmente, hay una amplia variedad de dispositivos de terapia de luz roja disponibles en el mercado, que van desde lámparas de escritorio y paneles de luz hasta dispositivos portátiles de uso personal. Estos dispositivos permiten a los pacientes recibir tratamiento en casa, lo que mejora la accesibilidad y la comodidad.

Asimismo, terapia de luz roja se ha integrado en diversos enfoques terapéuticos. Se utiliza como una terapia complementaria en combinación con otros tratamientos, como la terapia física, la medicación y la terapia cognitivo-conductual. La combinación de diferentes modalidades terapéuticas puede potenciar los resultados y ofrecer un enfoque integral para la salud y el bienestar.

La terapia de luz roja ha experimentado una evolución significativa en su reconocimiento y aceptación en la comunidad científica y médica. A medida que se han llevado a cabo más investigaciones y estudios clínicos, ha surgido una base de evidencia cada vez más sólida que respalda su eficacia en diversas condiciones médicas. Esto ha llevado a su integración en la práctica médica y terapéutica en diferentes especialidades. A continuación, se aborda cada uno de estos aspectos:

Evolución del reconocimiento: Inicialmente, la terapia de luz roja fue vista con escepticismo y considerada como una terapia alternativa. Sin embargo, a medida que se realizaron más investigaciones y estudios, los resultados positivos y consistentes comenzaron a ganar reconocimiento en la comunidad científica y médica. Esto llevó a un mayor interés y una mayor aceptación de la terapia de luz roja como un enfoque terapéutico válido.

Evidencia clínica: Los estudios clínicos y las revisiones sistemáticas han respaldado la eficacia de la terapia de luz roja en diversas condiciones médicas. Por ejemplo, en el campo de la dermatología, se han realizado investigaciones que demuestran su eficacia en el tratamiento del acné, las cicatrices y el envejecimiento de la piel. En el ámbito de la fisioterapia, se han llevado a cabo estudios que respaldan su efectividad en la reducción del dolor, la aceleración de la recuperación muscular y la mejora de la función física. Estos hallazgos científicos han contribuido al reconocimiento de la terapia de luz roja como un enfoque terapéutico válido.

Integración en la práctica médica y terapéutica: La terapia de luz roja se ha integrado en diferentes especialidades médicas y terapéuticas. Por ejemplo, en la fisioterapia y la rehabilitación, se utiliza para mejorar la recuperación muscular, reducir el dolor y acelerar la cicatrización de heridas. En la dermatología, se emplea para tratar afecciones de la piel como el acné y el envejecimiento cutáneo. Además, se ha utilizado en la psiquiatría y la neurología para el tratamiento de trastornos del estado de ánimo, como la depresión y el trastorno afectivo estacional. La integración de la terapia de luz roja en estas especialidades demuestra su aceptación y reconocimiento como un enfoque terapéutico válido.

La terapia de luz roja ha ganado reconocimiento y aceptación en la comunidad científica y médica a medida que ha surgido una base de evidencia sólida que respalda su eficacia en diversas condiciones médicas. Los estudios clínicos y las revisiones sistemáticas han respaldado su eficacia en el tratamiento de afecciones dermatológicas, trastornos del estado de ánimo y problemas musculoesqueléticos, entre otros. Además, su integración en la práctica médica y terapéutica en diferentes especialidades demuestra su relevancia clínica y su estatus como un enfoque terapéutico válido.

La aceptación de la terapia de luz roja en la comunidad científica y médica se ha fortalecido aún más debido a la realización de estudios clínicos rigurosos y revisiones sistemáticas. Estos estudios han demostrado consistentemente los beneficios terapéuticos de la terapia de luz roja en diversas condiciones médicas.

Por ejemplo, en el campo de la dermatología, se han llevado a cabo estudios clínicos que han demostrado la eficacia de la terapia de luz roja en el tratamiento de enfermedades de la piel como el vitiligo, la psoriasis y la dermatitis atópica. Estos estudios han proporcionado evidencia sólida de que la terapia de luz roja puede mejorar la apariencia de la piel, reducir la inflamación y promover la cicatrización de heridas.

En el ámbito de la medicina del dolor, se han realizado investigaciones que respaldan el uso de la terapia de luz roja en el alivio del dolor crónico, incluyendo el dolor de espalda, la artritis y las lesiones deportivas. Estos estudios han demostrado que la terapia de luz roja puede reducir la inflamación, estimular la producción de endorfinas y mejorar la circulación sanguínea, lo que contribuye a la reducción del dolor y la promoción de la curación.

Más allá de los estudios clínicos, las revisiones sistemáticas y los metanálisis han consolidado aún más la evidencia en apoyo de la terapia de luz roja. Estas revisiones han examinado de manera exhaustiva los estudios existentes y han proporcionado un resumen de la evidencia disponible. Han concluido que la terapia de luz roja es una opción terapéutica prometedora y segura en diversas áreas, respaldada por evidencia científica de calidad.

La integración de la terapia de luz roja en la práctica médica y terapéutica ha sido posible gracias a la creciente evidencia científica y al desarrollo de tecnologías de luz roja más avanzadas y accesibles. En la actualidad, existen dispositivos portátiles y de uso doméstico que permiten a los pacientes recibir terapia de luz roja en la comodidad de sus hogares, bajo la supervisión adecuada de profesionales de la salud.

La terapia de luz roja ha ganado reconocimiento y aceptación en la comunidad científica y médica debido a la realización de estudios clínicos rigurosos, revisiones sistemáticas y metanálisis que respaldan su eficacia en diversas condiciones médicas. Su integración en la práctica médica y terapéutica ha brindado a los pacientes una opción terapéutica adicional respaldada por evidencia científica sólida. A medida que la investigación continúa y se realizan más avances tecnológicos, se espera que la terapia de luz roja siga siendo un campo en crecimiento en el ámbito de la salud y el bienestar.

La terapia de luz roja ha encontrado aplicaciones en diversos campos de la medicina, la dermatología y la fisioterapia. A continuación, se enumeran algunas de las aplicaciones actuales y se discuten las posibles áreas de aplicación futura de la terapia de luz roja:

Medicina deportiva y fisioterapia: La terapia de luz roja se utiliza ampliamente en el ámbito deportivo y de la fisioterapia para acelerar la recuperación muscular, reducir la inflamación y aliviar el dolor en lesiones deportivas. Se ha demostrado que mejora la cicatrización de tejidos y estimula la regeneración celular, lo que beneficia a atletas y personas que se están rehabilitando de lesiones.

Dermatología y cuidado de la piel: En la dermatología, la terapia de luz roja se ha utilizado para tratar afecciones de la piel como el acné, el envejecimiento de la piel, las cicatrices y las quemaduras. Se ha demostrado que la luz roja estimula la producción de colágeno, mejora la circulación sanguínea y promueve la regeneración celular, lo que resulta en una piel más saludable y rejuvenecida.

Trastornos del estado de ánimo y el sueño: La terapia de luz roja ha mostrado beneficios potenciales en el tratamiento de trastornos del estado de ánimo, como la depresión y el trastorno afectivo estacional. La exposición a la luz roja puede ayudar a regular los ritmos circadianos, mejorar el estado de ánimo y aumentar la energía. También se está investigando su efecto en los trastornos del sueño, como el insomnio y el desfase horario.

Neurología y salud cerebral: Se están llevando a cabo investigaciones sobre el uso de la terapia de luz roja en el tratamiento de trastornos neurológicos, como la enfermedad de Alzheimer, el deterioro cognitivo y las lesiones cerebrales traumáticas. Se cree que la luz roja puede tener efectos neuroprotectores y promover la regeneración neuronal.

En cuanto a las posibles áreas de aplicación futura, la investigación está explorando el uso de la terapia de luz roja en campos emergentes como la oncología, la terapia génica y la medicina regenerativa. Se están investigando sus efectos en el tratamiento del cáncer, la aceleración de la curación de heridas, la regeneración de tejidos y la mejora de la salud general.

Las tecnologías emergentes relacionadas con la terapia de luz roja están impactando la práctica clínica. Por ejemplo, se están desarrollando dispositivos más portátiles, flexibles y de mayor potencia que permiten una administración más precisa y personalizada de la terapia. También se están investigando nuevas longitudes de onda de luz y combinaciones de colores para aprovechar al máximo los beneficios terapéuticos.

BENEFICIOS POTENCIALES DE LA TERAPIA DE LUZ ROJA

La terapia de luz roja ha demostrado diversos **beneficios para la salud y el bienestar físico**. A continuación, se detallan algunos de ellos y más adelante los desarrollaremos:

Mejora de la cicatrización de heridas y regeneración de tejidos: La luz roja penetra en las capas profundas de la piel y estimula la producción de ATP (adenosín trifosfato), que es la fuente de energía de las células. Esto acelera el proceso de cicatrización de heridas y promueve la regeneración de tejidos, incluyendo la piel, los músculos y los huesos. Además, la luz roja puede ayudar a reducir la formación de cicatrices y mejorar la apariencia estética de las heridas.

Alivio del dolor y reducción de la inflamación: La terapia de luz roja tiene propiedades analgésicas y antiinflamatorias. La luz roja ayuda a bloquear las vías del dolor, lo que resulta en una reducción del dolor crónico y agudo. Además, la luz roja puede reducir la inflamación al inhibir la liberación de ciertas sustancias inflamatorias y promover la circulación sanguínea, lo que ayuda a llevar nutrientes y oxígeno a las áreas afectadas.

Estimulación de la circulación sanguínea: La luz roja mejora la microcirculación al dilatar los vasos sanguíneos y aumentar el flujo sanguíneo local. Esto es beneficioso para la oxigenación de los tejidos, la eliminación de desechos metabólicos y la entrega de nutrientes esenciales. Una mejor circulación sanguínea puede promover la curación, aliviar la sensación de piernas cansadas y contribuir a la salud cardiovascular en general.

Aumento de la producción de colágeno y mejora de la salud de la piel: La luz roja estimula los fibroblastos en la piel para producir colágeno, que es una proteína esencial para la elasticidad y la salud de la piel. Un aumento en la producción de colágeno puede ayudar a reducir las arrugas y las líneas de expresión, mejorar la textura de la piel y promover una apariencia más juvenil. Además, la luz roja también puede ayudar a reducir la inflamación y a mejorar las condiciones de la piel, como el acné y la dermatitis.

Fortalecimiento del sistema inmunológico: La terapia de luz roja puede modular el sistema inmunológico, fortaleciendo la respuesta inmunitaria del cuerpo. La luz roja estimula la actividad de los macrófagos, que son células responsables de fagocitar y eliminar bacterias y otros patógenos. También puede promover la proliferación de linfocitos, que son células clave en la respuesta inmunitaria. Un sistema inmunológico fortalecido puede ayudar a prevenir infecciones y promover una salud óptima.

Resaltar que la terapia de luz roja no es un sustituto de los tratamientos médicos convencionales, sino más bien una terapia complementaria. Siempre es recomendable consultar a un profesional de la salud antes de iniciar cualquier tipo de tratamiento de terapia de luz roja, especialmente en casos de enfermedades o afecciones médicas específicas.

La terapia de luz roja no solo tiene beneficios físicos, sino que también puede tener un **impacto positivo en la salud mental y emocional**. A continuación, se exploran algunos de los beneficios más destacados:

Mejora del estado de ánimo y reducción de la depresión: La exposición a la luz roja ha demostrado ser efectiva en la mejora del estado de ánimo y la reducción de los síntomas de la depresión. La luz roja estimula la liberación de endorfinas y serotonina, neurotransmisores asociados con el bienestar y la felicidad. Además, la terapia de luz roja puede regular los desequilibrios químicos en el cerebro y ayudar a estabilizar el estado de ánimo.

Regulación de los ritmos circadianos y mejora del sueño: La exposición a la luz roja puede ayudar a regular los ritmos circadianos, que son los ciclos naturales de sueño y vigilia del cuerpo. La luz roja ayuda a aumentar la producción de melatonina, una hormona que regula el sueño. Esto puede ser beneficioso para aquellos que sufren de trastornos del sueño, como el insomnio, y también puede mejorar la calidad general del sueño.

Reducción del estrés y la ansiedad: La terapia de luz roja puede tener efectos relajantes y calmantes en el cuerpo y la mente. La exposición a la luz roja ayuda a reducir los niveles de cortisol, la hormona del estrés, y promueve la liberación de endorfinas, que tienen propiedades analgésicas y tranquilizantes. Esto puede ayudar a reducir los niveles de estrés y ansiedad, proporcionando una sensación de calma y bienestar.

Aumento de la energía y la vitalidad: La luz roja puede estimular el metabolismo y aumentar los niveles de energía. La exposición a la luz roja activa las mitocondrias en las células, lo que resulta en una mayor producción de ATP, la fuente de energía celular. Esto puede ser beneficioso para aquellos que experimentan fatiga o falta de energía, ya que la terapia de luz roja puede aumentar los niveles de vitalidad y mejorar el rendimiento físico y mental.

Mejora del enfoque y la concentración: La terapia de luz roja puede mejorar la claridad mental, el enfoque y la concentración. La luz roja estimula la actividad cerebral y promueve la circulación sanguínea en el cerebro, lo que puede ayudar a mejorar las funciones cognitivas. Esto puede ser especialmente útil para estudiantes, profesionales y cualquier persona que desee mejorar su rendimiento intelectual.

Por si no fueran pocos los beneficios mencionados, la terapia de luz roja también puede tener otros efectos positivos en la salud mental y emocional. A continuación, se presentan algunas áreas adicionales en las que se ha observado un impacto beneficioso:

Mejora de los trastornos del estado de ánimo: Además de la depresión, la terapia de luz roja ha mostrado beneficios en otros trastornos del estado de ánimo, como el trastorno afectivo estacional (TAE) y el trastorno bipolar. La exposición regular a la luz roja puede ayudar a reducir los síntomas asociados con estos trastornos, como cambios en el estado de ánimo, falta de energía y disminución de la motivación.

Reducción de los síntomas de trastornos de ansiedad: La terapia de luz roja puede ser beneficiosa en el manejo de trastornos de ansiedad, como el trastorno de ansiedad generalizada y el trastorno de estrés postraumático. La exposición a la luz roja puede promover la relajación, reducir la tensión muscular y ayudar a controlar los síntomas asociados con la ansiedad, como la inquietud, la agitación y los ataques de pánico.

Promoción del bienestar emocional: La terapia de luz roja ha demostrado tener efectos positivos en el bienestar emocional en general. La exposición a la luz roja puede aumentar la producción de hormonas y neurotransmisores relacionados con la felicidad y el bienestar, lo que puede resultar en una sensación general de alegría, optimismo y satisfacción con la vida.

Es importante tener en cuenta que la terapia de luz roja no es un tratamiento único para los trastornos mentales y emocionales graves. Sin embargo, puede ser una herramienta complementaria eficaz cuando se utiliza como parte de un enfoque integral de tratamiento que incluya terapia psicológica, medicación y otros enfoques terapéuticos.

La terapia de luz roja ha ganado **popularidad en el ámbito deportivo y del rendimiento físico debido a sus beneficios potenciales para los atletas y personas acti**vas. A continuación se describen algunos de los beneficios más destacados:

Aceleración de la recuperación muscular y reducción del tiempo de lesiones: La terapia de luz roja ha demostrado ser efectiva en la aceleración de la recuperación muscular después del ejercicio intenso y en la reducción del tiempo de lesiones. La luz roja penetra en los tejidos musculares y promueve la circulación sanguínea, lo que ayuda a aumentar el suministro de oxígeno y nutrientes a los músculos, así como a eliminar los productos de desecho metabólico. Esto puede reducir la inflamación, aliviar el dolor muscular y acelerar el proceso de curación de lesiones.

Mejora del rendimiento deportivo: La terapia de luz roja puede mejorar el rendimiento deportivo al aumentar la capacidad aeróbica y anaeróbica. La exposición a la luz roja estimula la producción de energía en las células, lo que resulta en un aumento de la resistencia y una mayor capacidad para realizar ejercicios de alta intensidad. Además, la luz roja puede mejorar la función mitocondrial, que es esencial para la generación de energía en el cuerpo. Esto puede traducirse en un mejor rendimiento en actividades deportivas y un mayor tiempo de resistencia.

Aumento de la resistencia y la fuerza muscular: La terapia de luz roja puede contribuir al aumento de la resistencia y la fuerza muscular. La luz roja estimula la síntesis de proteínas y la producción de colágeno, lo que puede ayudar en la construcción y reparación de tejido muscular. Además, la luz roja puede aumentar la producción de ATP, la fuente de energía celular, lo que permite una mayor capacidad de contracción muscular y una mejor resistencia en el ejercicio.

Reducción de la fatiga muscular: La terapia de luz roja puede ayudar a reducir la fatiga muscular durante y después del ejercicio. La exposición a la luz roja puede acelerar la eliminación del ácido láctico y otros productos de desecho acumulados en los músculos durante el ejercicio intenso. Esto puede ayudar a reducir la sensación de fatiga y mejorar la capacidad de recuperación muscular.

La terapia de luz roja también puede contribuir a mejorar la flexibilidad muscular y prevenir lesiones. La luz roja estimula la producción de colágeno, una proteína esencial para la salud y elasticidad de los tejidos conectivos. Esto puede ayudar a mantener la flexibilidad muscular y articular, lo que reduce el riesgo de lesiones relacionadas con la rigidez o falta de movilidad.

La exposición a la luz roja puede tener efectos antiinflamatorios y analgésicos en los músculos. La luz roja penetra en los tejidos y estimula la liberación de óxido nítrico, un compuesto que ayuda a dilatar los vasos sanguíneos y mejorar el flujo sanguíneo. Esto puede reducir la inflamación y aliviar el dolor muscular asociado con el ejercicio intenso o lesiones.

La terapia de luz roja mejora la circulación sanguínea en los tejidos musculares, lo que ayuda a aumentar el suministro de oxígeno y nutrientes esenciales para los músculos. Esto promueve una mejor recuperación muscular después del ejercicio y favorece la entrega de nutrientes necesarios para la síntesis de proteínas y la reparación de tejidos.

La terapia de luz roja también puede tener beneficios psicológicos para los atletas y personas activas. La exposición a la luz roja puede promover la relajación muscular y mental, reduciendo así el estrés y la tensión acumulada durante el entrenamiento o competición. Esto puede contribuir a una recuperación más rápida y una sensación de bienestar general.

La terapia de luz roja ha mostrado prometedores beneficios en el **tratamiento de diversas afecciones específicas**. A continuación se describen algunos ejemplos destacados:

Trastornos dermatológicos: La terapia de luz roja ha demostrado ser eficaz en el tratamiento de trastornos dermatológicos como el acné, la psoriasis y el vitiligo. La luz roja tiene propiedades antiinflamatorias y promueve la cicatrización de la piel. En el caso del acné, la luz roja puede reducir la inflamación y la proliferación de bacterias causantes del acné. En la psoriasis, la luz roja puede ayudar a reducir el enrojecimiento y la descamación de la piel. En el vitiligo, la luz roja puede estimular la producción de melanina y mejorar la pigmentación de la piel.

Trastornos del sueño: La terapia de luz roja se ha utilizado para tratar trastornos del sueño como el insomnio y el desfase horario. La exposición a la luz roja puede ayudar a regular los ritmos circadianos y promover una mejor calidad del sueño. La luz roja estimula la producción de melatonina, una hormona que regula el sueño, lo que puede facilitar el inicio del sueño y mejorar la calidad de este.

Enfermedades neurodegenerativas: Se han realizado investigaciones preliminares que sugieren que la terapia de luz roja puede tener beneficios en enfermedades neurodegenerativas como el Alzheimer y el Parkinson. La luz roja puede estimular la función mitocondrial en las células cerebrales y reducir la inflamación, lo que puede ayudar a proteger y preservar la función cognitiva. Sin embargo, se requiere más investigación en esta área para comprender plenamente los efectos de la terapia de luz roja en estas enfermedades.

Además, es digno de mención que la terapia de luz roja puede variar en términos de duración, intensidad y frecuencia según la afección específica y las necesidades individuales. Por lo tanto, es fundamental trabajar en estrecha colaboración con profesionales de la salud capacitados y especializados en terapia de luz roja para obtener pautas y protocolos adecuados.

A medida que la investigación continúa avanzando en el campo de la terapia de luz roja, es probable que se descubran más aplicaciones y beneficios en el tratamiento de diversas afecciones. Los avances en tecnología también pueden llevar a la creación de dispositivos más eficientes y accesibles, lo que ampliará aún más el potencial terapéutico de la luz roja.

La terapia de luz roja también ha demostrado **beneficios significativos en el ámbito de la estética y el cuidado personal**. A continuación se describen algunos de los beneficios más destacados:

Reducción de arrugas y líneas de expresión: La terapia de luz roja puede estimular la producción de colágeno y elastina en la piel, dos proteínas clave responsables de la elasticidad y firmeza cutánea. Esto puede ayudar a reducir la apariencia de arrugas y líneas de expresión, brindando un aspecto más juvenil y terso.

Mejora de la apariencia de la piel: La luz roja tiene propiedades antiinflamatorias y antioxidantes que pueden ayudar a reducir manchas, hiperpigmentación y enrojecimiento de la piel. Además, puede ayudar a disminuir el tamaño de los poros dilatados, mejorando la textura general de la piel y dejándola más suave y uniforme.

Estimulación del crecimiento capilar: La terapia de luz roja puede estimular los folículos capilares y promover el crecimiento saludable del cabello. Esto puede ser beneficioso tanto en el tratamiento de la caída del cabello como en la mejora de la densidad y volumen capilar.

Tratamiento de la celulitis y reducción de la grasa localizada: La luz roja puede penetrar en las capas más profundas de la piel y ayudar a mejorar la circulación sanguínea y linfática, lo que puede contribuir a la reducción de la celulitis y la grasa localizada. Además, la terapia de luz roja puede ayudar a estimular el metabolismo celular, lo que puede contribuir a la eliminación de toxinas y la mejora de la apariencia de la piel en áreas problemáticas.

Otras aplicaciones estéticas de la luz roja las encontramos en:

Mejora de la apariencia de cicatrices y estrías: La luz roja puede ayudar a mejorar la apariencia de cicatrices y estrías al promover la regeneración de tejidos y estimular la producción de colágeno. Esto puede conducir a una reducción en la visibilidad de las cicatrices y las estrías, mejorando la textura y el tono de la piel.

Tratamiento de condiciones de la piel como el acné: La terapia de luz roja ha demostrado efectos antibacterianos y antiinflamatorios, lo que puede ser beneficioso en el tratamiento del acné. La luz roja puede ayudar a reducir la inflamación, disminuir la producción de sebo y promover la cicatrización de las lesiones causadas por el acné.

Mejora de la salud bucal: La terapia de luz roja también se ha utilizado en odontología para el tratamiento de diversas afecciones bucales. Puede ayudar a reducir la inflamación de las encías, promover la cicatrización después de extracciones o cirugías dentales, y tratar afecciones como la periodontitis y la mucositis oral.

Embellecimiento y rejuvenecimiento facial: La luz roja puede ayudar a mejorar la circulación sanguínea y la oxigenación de los tejidos faciales, lo que puede conducir a un aspecto más radiante y rejuvenecido. Al estimular la producción de colágeno y elastina, la terapia de luz roja puede contribuir a una apariencia facial más firme, tonificada y revitalizada.

Cabe mencionar que la terapia de luz roja en el ámbito estético y de cuidado personal puede ser realizada en clínicas especializadas utilizando dispositivos profesionales. También existen dispositivos portátiles y de uso doméstico que permiten realizar tratamientos de luz roja en casa, aunque es recomendable consultar con un profesional para obtener las indicaciones y pautas adecuadas.

La terapia de luz roja también puede proporcionar beneficios para **la salud ocular**. A continuación se detallan algunos de ellos:

Mejora de la salud ocular: La exposición controlada a la luz roja puede ayudar a promover la salud general de los ojos. La luz roja puede estimular la circulación sanguínea en los tejidos oculares y mejorar el suministro de nutrientes y oxígeno a los ojos, lo que puede contribuir a mantener una buena salud ocular a largo plazo.

Alivio de la fatiga ocular y reducción de la sequedad ocular: La terapia de luz roja puede ayudar a aliviar la fatiga ocular causada por largas horas de trabajo frente a pantallas de computadoras, dispositivos móviles u otros factores estresantes para los ojos. Además, puede contribuir a reducir la sequedad ocular al estimular las glándulas lagrimales y aumentar la producción de lágrimas.

Estimulación de la producción de lágrimas y mejora del síndrome de ojo seco: El síndrome de ojo seco es una afección común en la que los ojos no producen suficientes lágrimas o las lágrimas no son de calidad adecuada para lubricar los ojos. La terapia de luz roja puede ayudar a estimular las glándulas lagrimales y mejorar la producción de lágrimas, aliviando así los síntomas del síndrome de ojo seco.

Mejora de la visión nocturna: La exposición controlada a la luz roja puede mejorar la capacidad de adaptación visual en condiciones de poca luz. Esto puede ser especialmente beneficioso para personas que experimentan dificultades en la visión nocturna, como problemas para conducir de noche o adaptarse a entornos con iluminación tenue.

No se puede pasar por alto que la terapia de luz roja para la salud ocular debe ser realizada bajo la supervisión de un profesional de la salud ocular y utilizando dispositivos seguros y apropiados. Cada persona puede tener diferentes necesidades y condiciones oculares, por lo que es importante recibir una evaluación individualizada y un plan de tratamiento adecuado.

La terapia de luz roja también ha mostrado beneficios en **el envejecimiento saludable**. A continuación se detallan algunos de ellos:

Retraso del envejecimiento celular y mejora de la longevidad: La exposición a la luz roja puede estimular la producción de energía en las células y mejorar la función mitocondrial. Esto puede ayudar a retrasar el envejecimiento celular y promover una mayor longevidad.

Protección contra el estrés oxidativo y los radicales libres: La luz roja tiene propiedades antioxidantes que pueden ayudar a neutralizar los radicales libres y reducir el estrés oxidativo en el cuerpo. Esto puede ayudar a proteger las células y los tejidos del daño causado por los procesos de envejecimiento.

Mejora de la función cognitiva y prevención de enfermedades neurodegenerativas: La terapia de luz roja puede estimular la actividad cerebral y promover la regeneración neuronal. Esto puede tener efectos positivos en la función cognitiva, la memoria y la prevención de enfermedades neurodegenerativas como el Alzheimer y el Parkinson.

Mejora de la salud cardiovascular y prevención de enfermedades relacionadas con la edad: La exposición a la luz roja puede mejorar la función vascular y promover la circulación sanguínea saludable. Esto puede ayudar a prevenir enfermedades cardiovasculares y reducir el riesgo de afecciones relacionadas con el envejecimiento, como la hipertensión y la enfermedad cardíaca.

Promoción de la salud ósea: La terapia de luz roja puede tener beneficios en la salud ósea al estimular la formación de hueso y mejorar la densidad ósea. Esto es especialmente relevante en el envejecimiento, ya que se asocia con una mayor incidencia de osteoporosis y riesgo de fracturas. La luz roja puede ayudar a fortalecer los huesos y prevenir la pérdida ósea relacionada con la edad.

Mejora de la función metabólica: La exposición a la luz roja puede tener efectos positivos en el metabolismo del cuerpo. Se ha observado que la terapia de luz roja puede mejorar la sensibilidad a la insulina, regular los niveles de glucosa en sangre y promover la quema de grasas. Estos beneficios pueden ayudar a prevenir enfermedades metabólicas como la diabetes tipo 2 y la obesidad.

Reducción de la inflamación crónica: La luz roja puede tener propiedades antiinflamatorias y ayudar a reducir la inflamación crónica que se asocia con el envejecimiento. La inflamación crónica es un factor de riesgo para muchas enfermedades relacionadas con la edad, como enfermedades cardíacas, diabetes y enfermedades neurodegenerativas. La terapia de luz roja puede ayudar a modular la respuesta inflamatoria del cuerpo y promover un estado de equilibrio.

Mejora de la calidad de vida y el bienestar general: La terapia de luz roja puede tener un impacto positivo en la calidad de vida y el bienestar general de las personas mayores. Los beneficios físicos y mentales de la terapia de luz roja, como el alivio del dolor, la mejora del sueño, la reducción del estrés y la mejora del estado de ánimo, pueden contribuir a una mayor satisfacción y disfrute de la vida en la edad avanzada.

FUNDAMENTOS CIENTÍFICOS
DE LA TERAPIA DE LUZ ROJA

LA LUZ COMO TERAPIA

La luz es un elemento fundamental en nuestras vidas y tiene un impacto significativo en nuestra salud y bienestar. A lo largo de la historia, hemos reconocido el poder de la luz para influir en diversos aspectos de nuestra existencia, desde regular nuestros ritmos circadianos hasta afectar nuestro estado de ánimo y mejorar nuestra salud física.

En los últimos años, la terapia de luz ha ganado atención como una forma efectiva y no invasiva de tratamiento en diversas condiciones de salud. La terapia de luz se basa en la idea de que diferentes longitudes de onda de luz pueden penetrar en los tejidos biológicos y desencadenar respuestas fisiológicas y terapéuticas beneficiosas.

La terapia de luz se fundamenta en una serie de principios científicos bien establecidos. Uno de ellos es el papel de la luz en la regulación de nuestros ritmos circadianos. Nuestro reloj interno, conocido como ritmo circadiano, se sincroniza principalmente con la luz natural del día y la oscuridad de la noche. La exposición a la luz brillante durante el día y la ausencia de luz durante la noche ayudan a mantener un ritmo circadiano saludable, lo que tiene un impacto en nuestra calidad del sueño, estado de ánimo y rendimiento cognitivo.

Otro fundamento científico de la terapia de luz es el efecto de la luz en la producción de neurotransmisores, como la serotonina y la melatonina. Estos neurotransmisores desempeñan un papel crucial en nuestra salud mental y emocional. La luz brillante, especialmente la luz blanca y la luz azul, puede estimular la producción de serotonina, conocida como la "hormona de la felicidad", mejorando así nuestro estado de ánimo y reduciendo los síntomas de la depresión y la ansiedad. Por otro lado, la exposición a la luz tenue y cálida en las horas previas al sueño puede estimular la producción de melatonina, la hormona responsable de regular el ciclo del sueño, lo que nos ayuda a conciliar el sueño más fácilmente.

Asimismo, la terapia de luz también se basa en el efecto de la luz en la estimulación de procesos biológicos a nivel celular. La luz roja y cercana al infrarrojo tiene la capacidad de penetrar profundamente en los tejidos y activar la producción de energía en las mitocondrias celulares. Esto puede mejorar la circulación sanguínea, acelerar la cicatrización de heridas y promover la regeneración de tejidos.

La luz desempeña un papel fundamental en la regulación de nuestros ritmos circadianos, que son los ciclos internos que controlan nuestro sueño, vigilia, hormonas y diversas funciones fisiológicas. Nuestro ritmo circadiano está influenciado principalmente por la luz natural del día y la oscuridad de la noche.

Cuando estamos expuestos a la luz brillante durante el día, especialmente a la luz azul, se envía una señal a nuestro cerebro para suprimir la producción de melatonina, una hormona que nos ayuda a conciliar el sueño. Esto nos mantiene alerta y despiertos durante el día. Por otro lado, cuando nos exponemos a la oscuridad o a la luz tenue y cálida en las horas previas al sueño, se estimula la producción de melatonina, lo que nos ayuda a relajarnos y prepararnos para dormir.

Sin embargo, en la sociedad moderna, estamos expuestos a fuentes de luz artificial durante la noche, como las pantallas de dispositivos electrónicos, que emiten luz azul y pueden interferir con nuestros ritmos circadianos. Esto puede llevar a trastornos del sueño, como el insomnio y el desfase horario.

La terapia de luz ha demostrado ser eficaz en la regulación de los ritmos circadianos y el sueño. La exposición a la luz brillante y específicamente a la luz azul durante el día puede ayudar a sincronizar nuestro reloj interno y mejorar la calidad del sueño. Por otro lado, la exposición a la luz tenue y cálida en las horas previas al sueño puede facilitar la producción de melatonina y promover un sueño más reparador.

Numerosos estudios respaldan la eficacia de la terapia de luz en el sueño. Por ejemplo, investigaciones han demostrado que la exposición a la luz brillante en la mañana puede reducir los síntomas del desfase horario y acelerar la adaptación a nuevos horarios. Además, se ha encontrado que la terapia de luz es beneficiosa para personas que sufren de trastornos del sueño, como el insomnio, el síndrome de retraso de fase del sueño y el trastorno afectivo estacional.

La luz también tiene una influencia significativa en nuestra salud mental y emocional. La exposición a la luz brillante, especialmente a la luz natural del día, puede tener efectos positivos en nuestro estado de ánimo y bienestar general.

La falta de exposición a la luz durante los meses de invierno puede dar lugar al trastorno afectivo estacional (TAE), un tipo de depresión estacional que afecta a algunas personas. Se cree que la reducción de la luz solar y la alteración de los ritmos circadianos pueden desencadenar cambios en los niveles de serotonina, una sustancia química cerebral relacionada con el estado de ánimo. La terapia de luz, a través de la exposición a luz brillante y específicamente a la luz blanca o azul, ha demostrado ser eficaz en el tratamiento del TAE, mejorando los síntomas depresivos y aumentando el bienestar emocional.

Además del TAE, la terapia de luz también ha mostrado beneficios en otros trastornos del estado de ánimo, como la depresión no estacional. La exposición regular a la luz brillante puede aumentar los niveles de serotonina y reducir los síntomas depresivos. También se ha observado una mejora en la ansiedad y el estrés, ya que la luz puede ayudar a regular el sistema nervioso y promover una sensación de calma y relajación.

La terapia de luz no solo se limita a los trastornos del estado de ánimo, sino que también puede ser beneficiosa en situaciones de baja energía y falta de motivación. La exposición a la luz brillante puede aumentar la vitalidad y la energía, mejorando la productividad y el estado de ánimo en general.

Investigaciones científicas respaldan el uso de la terapia de luz en la salud mental. Estudios han demostrado que la terapia de luz es efectiva en el tratamiento del TAE y la depresión no estacional, con resultados comparables a los de otros enfoques terapéuticos, como la terapia con medicamentos o la terapia cognitivo-conductual. Además, testimonios de individuos que han utilizado la terapia de luz destacan una mejora significativa en su estado de ánimo, niveles de energía y bienestar general.

La luz no solo influye en nuestro estado de ánimo y salud mental, sino que también tiene un impacto significativo en nuestra salud física y bienestar general. La exposición adecuada a la luz puede desencadenar una serie de respuestas biológicas beneficiosas en nuestro cuerpo.

Los beneficios físicos asociados con la exposición a la luz se podrían resumir esquemáticamente en:

Regulación de los ritmos circadianos: La exposición regular a la luz natural durante el día ayuda a regular nuestros ritmos circadianos, que son los ciclos biológicos internos que controlan diversas funciones fisiológicas, como el sueño, la temperatura corporal y el metabolismo.

Mejora de la vitamina D: La luz solar es una fuente importante de vitamina D, que es esencial para la salud ósea y el sistema inmunológico. La exposición a la luz solar ayuda al cuerpo a producir vitamina D de forma natural.

Estimulación de la energía y el estado de alerta: La luz brillante, especialmente la luz blanca o azul, puede aumentar la energía y la alerta mental, lo que contribuye a una mayor productividad y rendimiento físico.

En conclusión, la luz desempeña un papel fundamental en nuestra salud y bienestar, tanto a nivel físico como mental. Los mecanismos de acción de la luz en el cuerpo humano son diversos y complejos, y comprenden desde la regulación de los ritmos circadianos hasta la modulación de neurotransmisores y hormonas.

La terapia de luz ha demostrado ser una opción terapéutica efectiva y segura en una amplia gama de condiciones médicas y de bienestar. Los estudios científicos respaldan su eficacia en trastornos del sueño, trastornos del estado de ánimo, afecciones dermatológicas, lesiones deportivas y más. Los testimonios de personas que han experimentado beneficios significativos también respaldan su uso.

ESPECTRO ELECTROMAGNÉTICO Y LUZ VISIBLE

El espectro electromagnético es una representación de todas las posibles frecuencias y longitudes de onda de las ondas electromagnéticas. Estas ondas son una forma de energía que se propaga a través del espacio y abarcan una amplia gama de frecuencias, desde las más altas hasta las más bajas.

El espectro electromagnético está compuesto por diferentes regiones, cada una con características y propiedades distintas. Estas regiones incluyen la radiación gamma, los rayos X, los rayos ultravioleta, la luz visible, las microondas y las ondas de radio.

Radiación gamma: Esta región del espectro electromagnético tiene las frecuencias más altas y las longitudes de onda más cortas. La radiación gamma se utiliza en medicina nuclear y en aplicaciones industriales.

Rayos X: Los rayos X tienen frecuencias más bajas y longitudes de onda más largas que la radiación gamma. Se utilizan en medicina para obtener imágenes del interior del cuerpo y en aplicaciones de seguridad, como la inspección de equipaje en aeropuertos.

Rayos ultravioleta: Los rayos ultravioleta tienen frecuencias más bajas y longitudes de onda más largas que los rayos X. Se dividen en tres categorías: UV-A, UV-B y UV-C. El UV-C tiene la longitud de onda más corta y es utilizado en aplicaciones de desinfección.

Luz visible: La luz visible es la parte del espectro electromagnético que podemos percibir con nuestros ojos. Comprende un rango de colores que va desde el violeta al rojo. La luz visible es responsable de la visión y juega un papel importante en la percepción del color.

Microondas: Las microondas tienen frecuencias más bajas y longitudes de onda más largas que la luz visible. Se utilizan en aplicaciones como la comunicación inalámbrica y el calentamiento de alimentos.

Ondas de radio: Las ondas de radio tienen las frecuencias más bajas y las longitudes de onda más largas en el espectro electromagnético. Se utilizan para la transmisión de radio, televisión, telefonía móvil y comunicaciones inalámbricas en general.

Cada región del espectro electromagnético tiene aplicaciones y propiedades específicas. La luz visible es particularmente relevante en la terapia de luz, ya que nuestra capacidad para percibir y responder a la luz visible tiene un impacto significativo en nuestra salud y bienestar.

La luz visible es la porción del espectro electromagnético que es perceptible por el ojo humano. Se encuentra entre las regiones de la radiación ultravioleta (UV) y la radiación infrarroja (IR). A diferencia de otras formas de radiación electromagnética, como los rayos X o las microondas, la luz visible es la que podemos ver y experimentar directamente.

La luz visible está compuesta por una variedad de colores que van desde el violeta hasta el rojo. Estos colores son los que vemos cuando la luz blanca se descompone en diferentes longitudes de onda. Los colores del espectro visible, en orden ascendente de longitud de onda, son los siguientes:

Violeta: Es el color con la longitud de onda más corta y mayor energía en el espectro visible. Se encuentra cerca del extremo ultravioleta.

Azul: Tiene una longitud de onda ligeramente más larga que el violeta, pero sigue siendo una longitud de onda corta en comparación con otros colores.

Verde: Es el color del medio del espectro visible y tiene una longitud de onda intermedia.

Amarillo: Tiene una longitud de onda un poco más larga que el verde.

Naranja: Tiene una longitud de onda más larga que el amarillo.

Rojo: Es el color con la longitud de onda más larga y menor energía en el espectro visible. Se encuentra cerca del extremo infrarrojo.

La longitud de onda de la luz visible varía desde aproximadamente 400 nanómetros (nm) en el extremo violeta hasta alrededor de 700 nm en el extremo rojo. La frecuencia de la luz visible está inversamente relacionada con la longitud de onda, lo que significa que los colores con longitudes de onda más cortas tienen frecuencias más altas y viceversa.

La relación entre la longitud de onda y el color se basa en cómo el ojo humano percibe la luz. Cada color visible tiene una longitud de onda y una frecuencia característica, y cuando estos colores se combinan en diferentes proporciones, percibimos una amplia gama de tonos y matices en el mundo que nos rodea.

En la terapia de luz, se utilizan diferentes colores de luz visible para diversos fines terapéuticos, aprovechando las propiedades específicas de cada color en relación con la respuesta biológica del cuerpo humano.

La luz visible posee varias propiedades y características que la hacen única y fundamental para nuestra percepción visual y el estudio de su interacción con los objetos. A continuación, se presentan algunas de estas propiedades:

Reflexión: La luz visible puede reflejarse en la superficie de objetos. Cuando la luz incide sobre un objeto, parte de ella es absorbida y parte es reflejada. La luz reflejada es captada por nuestros ojos, lo que nos permite ver el objeto. La forma en que la luz es reflejada depende de la textura, el color y la composición del objeto.

Refracción: La refracción ocurre cuando la luz visible pasa de un medio a otro con diferente densidad, como cuando la luz pasa del aire al agua o del aire al vidrio. Al cambiar de medio, la velocidad de la luz se modifica, lo que causa un cambio en su dirección. Esto es lo que nos permite ver la desviación de la luz cuando pasa a través de una lente o un prisma.

Dispersión: La dispersión es un fenómeno en el que la luz visible se separa en sus componentes de diferentes colores debido a su diferente longitud de onda. Esto ocurre, por ejemplo, cuando la luz blanca pasa a través de un prisma y se descompone en un espectro de colores. La dispersión es responsable de la formación de arcoíris y otros fenómenos ópticos relacionados.

La luz visible es percibida por el ojo humano gracias a la presencia de células sensibles a la luz en la retina llamadas conos y bastones. Los conos son responsables de la visión de los colores y funcionan mejor en condiciones de luz brillante, mientras que los bastones son más sensibles a la luz tenue y nos permiten ver en blanco y negro.

Cuando la luz visible llega a nuestros ojos, atraviesa la córnea y el cristalino, que son estructuras transparentes que enfocan la luz en la retina. Allí, los fotoreceptores convierten la luz en señales eléctricas que son transmitidas al cerebro a través del nervio óptico. El cerebro interpreta estas señales eléctricas como imágenes visuales.

La interacción de la luz visible con los objetos depende de factores como la absorción, la reflexión y la transmisión. Algunos objetos absorben selectivamente ciertos colores de luz, lo que les confiere un color característico. Otros objetos reflejan la luz de manera más uniforme, lo que resulta en una apariencia más neutra. Además, algunos objetos pueden transmitir la luz a través de ellos, permitiendo su paso y generando efectos de transparencia.

La luz visible desempeña un papel fundamental en nuestra vida cotidiana y en el funcionamiento de los organismos. A continuación, se exploran algunas de las importantes funciones de la luz visible:

Visión: La función más obvia de la luz visible es permitirnos ver el mundo que nos rodea. Nuestro sistema visual es capaz de detectar diferentes longitudes de onda de la luz visible y transformarlas en imágenes visuales en el cerebro. Gracias a la luz visible, podemos percibir formas, colores, texturas y profundidad en nuestro entorno.

Percepción del color: La luz visible está compuesta por una gama de colores que abarca desde el violeta hasta el rojo. Nuestros ojos y cerebro son capaces de interpretar diferentes longitudes de onda de luz como distintos colores. Esta capacidad nos permite apreciar y distinguir una amplia variedad de tonalidades y matices en el mundo que nos rodea.

Regulación de los ritmos circadianos: La luz visible también desempeña un papel crucial en la regulación de nuestros ritmos circadianos, que son los ciclos naturales de actividad y descanso que ocurren a lo largo de un período de aproximadamente 24 horas. La exposición a la luz visible, especialmente a la luz brillante y azulada, ayuda a sincronizar nuestros ritmos circadianos y mantener un adecuado ciclo de sueño-vigilia. Esto influye en nuestra energía, estado de ánimo, rendimiento cognitivo y muchos otros aspectos de nuestra salud y bienestar.

Además de estas funciones clave, la luz visible también tiene efectos en otros aspectos de la biología y el funcionamiento de los organismos. Por ejemplo, en las plantas, la luz visible es esencial para la fotosíntesis, el proceso mediante el cual las plantas convierten la energía lumínica en energía química para su crecimiento y desarrollo. También se ha descubierto que la luz visible puede influir en la producción de hormonas y neurotransmisores en el cuerpo humano, lo que tiene un impacto en la salud y el estado de ánimo.

La luz visible juega un papel importante en varias modalidades de terapia de luz, como la terapia de luz roja y la terapia de luz azul. Estas terapias utilizan diferentes longitudes de onda de la luz visible para lograr efectos terapéuticos específicos en el cuerpo humano. A continuación, se describen brevemente estas modalidades y cómo la longitud de onda y la intensidad de la luz visible influyen en sus efectos:

Terapia de luz roja: La terapia de luz roja utiliza longitudes de onda de luz en el rango visible cercano al rojo, generalmente alrededor de 630-660 nanómetros. Se ha demostrado que esta longitud de onda específica de la luz roja tiene efectos beneficiosos en la salud y el bienestar. Se cree que la luz roja penetra profundamente en los tejidos del cuerpo, estimulando la producción de energía celular y promoviendo la regeneración y reparación celular. También se ha observado que la luz roja puede ayudar en la reducción de la inflamación, alivio del dolor, mejora de la circulación sanguínea y estimulación de la producción de colágeno, entre otros beneficios.

Terapia de luz azul: Por otro lado, la terapia de luz azul utiliza longitudes de onda de luz en el rango visible cercano al azul, típicamente alrededor de 450-470 nanómetros. La luz azul se ha asociado con efectos estimulantes y reguladores de los ritmos circadianos. La exposición a la luz azul brillante durante el día puede ayudar a aumentar la energía, mejorar el estado de alerta y regular los ritmos de sueño-vigilia. Sin embargo, la exposición a la luz azul en la noche, especialmente de dispositivos electrónicos, puede interferir con la calidad del sueño debido a su impacto en la producción de melatonina, una hormona que regula el sueño.

La longitud de onda y la intensidad de la luz visible son factores importantes en la terapia de luz, ya que determinan los efectos específicos en el cuerpo humano. Cada longitud de onda tiene una penetración y absorción diferentes en los tejidos, lo que influye en la profundidad a la que puede alcanzar y los efectos que puede desencadenar. Además, la intensidad de la luz, es decir, la cantidad de energía luminosa que alcanza una superficie específica, también puede ser ajustada para lograr el efecto deseado.

MECANISMOS DE ACCIÓN DE LA LUZ ROJA

La luz roja es una parte del espectro electromagnético que se encuentra en la región de longitudes de onda más largas y baja energía. Esta luz, con una longitud de onda aproximada de 620 a 700 nanómetros, es perceptible por el ojo humano y se ha descubierto que tiene efectos terapéuticos beneficiosos en diversos campos de la salud y el bienestar.

Comprender los mecanismos de acción de la luz roja es fundamental para aprovechar al máximo sus beneficios terapéuticos. Aunque la investigación en este campo todavía está en curso, se ha observado que la luz roja interactúa con las células y los tejidos del cuerpo, desencadenando una serie de respuestas bioquímicas y fisiológicas.

Uno de los principales mecanismos de acción de la luz roja se relaciona con la estimulación de la producción de adenosín trifosfato (ATP) en las mitocondrias, las estructuras responsables de generar energía en las células. La luz roja parece aumentar la eficiencia de la producción de ATP, lo que proporciona energía adicional para las funciones celulares y promueve la regeneración y reparación de los tejidos.

Además, se ha observado que la luz roja tiene propiedades antiinflamatorias y analgésicas. Al interactuar con los tejidos, la luz roja puede reducir la inflamación y aliviar el dolor. Este efecto se atribuye, en parte, a la liberación de óxido nítrico, un compuesto químico que mejora la circulación sanguínea y tiene propiedades analgésicas.

Otro mecanismo de acción importante de la luz roja es su capacidad para estimular la producción de colágeno, una proteína clave en la salud de la piel, los tendones y los huesos. La luz roja puede aumentar la síntesis de colágeno, lo que ayuda a mejorar la elasticidad y la firmeza de la piel, así como a acelerar la cicatrización de heridas.

Se ha observado que la luz roja puede regular los ritmos circadianos y mejorar el sueño. La exposición a la luz roja puede influir en la producción de melatonina, una hormona que regula los ciclos de sueño y vigilia. La luz roja promueve la producción de melatonina, lo que ayuda a regular los ritmos circadianos y contribuye a un sueño saludable.

La luz roja es una parte del espectro electromagnético que se encuentra en la región de longitudes de onda más largas y baja energía. Esta luz, con una longitud de onda aproximada de 620 a 700 nanómetros, es perceptible por el ojo humano y se ha descubierto que tiene efectos terapéuticos beneficiosos en diversos campos de la salud y el bienestar.

Comprender los mecanismos de acción de la luz roja es fundamental para aprovechar al máximo sus beneficios terapéuticos. Aunque la investigación en este campo todavía está en curso, se ha observado que la luz roja interactúa con las células y los tejidos del cuerpo, desencadenando una serie de respuestas bioquímicas y fisiológicas.

Uno de los principales mecanismos de acción de la luz roja se relaciona con la estimulación de la producción de adenosín trifosfato (ATP) en las mitocondrias, las estructuras responsables de generar energía en las células. La luz roja parece aumentar la eficiencia de la producción de ATP, lo que proporciona energía adicional para las funciones celulares y promueve la regeneración y reparación de los tejidos.

Igualmente, se ha observado que la luz roja tiene propiedades antiinflamatorias y analgésicas. Al interactuar con los tejidos, la luz roja puede reducir la inflamación y aliviar el dolor. Este efecto se atribuye, en parte, a la liberación de óxido nítrico, un compuesto químico que mejora la circulación sanguínea y tiene propiedades analgésicas.

Otro mecanismo de acción importante de la luz roja es su capacidad para estimular la producción de colágeno, una proteína clave en la salud de la piel, los tendones y los huesos. La luz roja puede aumentar la síntesis de colágeno, lo que ayuda a mejorar la elasticidad y la firmeza de la piel, así como a acelerar la cicatrización de heridas.

Además, se ha observado que la luz roja puede regular los ritmos circadianos y mejorar el sueño. La exposición a la luz roja puede influir en la producción de melatonina, una hormona que regula los ciclos de sueño y vigilia. La luz roja promueve la producción de melatonina, lo que ayuda a regular los ritmos circadianos y contribuye a un sueño saludable.

La luz roja ha demostrado tener propiedades antiinflamatorias y analgésicas, lo que la convierte en una terapia efectiva para reducir la inflamación y aliviar el dolor en diferentes tejidos y órganos del cuerpo.

La capacidad de la luz roja para reducir la inflamación se debe en parte a su capacidad para estimular la liberación de óxido nítrico (NO) en las células. El óxido nítrico es una molécula señalizadora que desempeña un papel importante en la regulación de la función vascular y la respuesta inflamatoria. La luz roja induce la producción de óxido nítrico en las células, lo que mejora la circulación sanguínea y promueve la vasodilatación. Como resultado, se produce un aumento del flujo sanguíneo en la zona afectada, lo que ayuda a reducir la inflamación al llevar nutrientes y oxígeno a los tejidos dañados y eliminar los productos de desecho.

A parte de su acción antiinflamatoria, la luz roja también tiene propiedades analgésicas que pueden aliviar el dolor. El óxido nítrico liberado en respuesta a la luz roja tiene efectos vasodilatadores y moduladores del dolor. Al aumentar el flujo sanguíneo y mejorar la oxigenación de los tejidos, la luz roja puede aliviar la sensación de dolor. Además, se ha observado que la luz roja reduce la sensibilidad de los receptores de dolor en los nervios periféricos, lo que disminuye la transmisión de las señales de dolor al sistema nervioso central.

La acción antiinflamatoria y analgésica de la luz roja puede ser beneficiosa en una variedad de condiciones y lesiones. Se ha utilizado con éxito para reducir la inflamación y el dolor en afecciones como la artritis, las lesiones musculares, las neuropatías, la fibromialgia y los trastornos inflamatorios crónicos. Además, la terapia de luz roja ha demostrado ser una alternativa segura y efectiva a los medicamentos analgésicos tradicionales, ya que no presenta efectos secundarios significativos ni riesgo de adicción.

La luz roja ha demostrado ser efectiva en la estimulación de la producción de colágeno, una proteína esencial para la salud y la regeneración de tejidos en el cuerpo humano. El colágeno es un componente estructural clave presente en la piel, los tendones, los huesos y otros tejidos conectivos, y desempeña un papel fundamental en su resistencia, elasticidad y capacidad de regeneración.

Cuando la luz roja penetra en la piel y los tejidos, activa las células llamadas fibroblastos, responsables de la producción de colágeno. La luz roja estimula los fibroblastos para que aumenten la síntesis de colágeno, lo que a su vez mejora la estructura y la calidad de los tejidos. Además, la luz roja también puede aumentar la actividad de las enzimas responsables de la formación de colágeno, acelerando así su producción y promoviendo una regeneración más rápida de los tejidos dañados o lesionados.

La estimulación de la producción de colágeno mediante la luz roja tiene diversos beneficios. En la piel, puede mejorar la elasticidad, la firmeza y la apariencia general, lo que es especialmente beneficioso en el tratamiento de arrugas, líneas finas y cicatrices. En los tendones y los tejidos musculares, la producción de colágeno puede ayudar a fortalecer y reparar las estructuras dañadas, mejorando la función y reduciendo el riesgo de lesiones recurrentes. Además, en los huesos, la síntesis de colágeno promovida por la luz roja puede contribuir a una mayor densidad ósea y una mejor cicatrización de fracturas.

La luz roja también acelera la cicatrización de heridas al estimular la regeneración de tejidos. Al aumentar la producción de colágeno, la luz roja mejora la formación de nuevos vasos sanguíneos y tejido de granulación en el sitio de la herida, lo que acelera el proceso de curación. Además, la luz roja tiene propiedades antimicrobianas, lo que ayuda a prevenir infecciones en la herida y promueve una cicatrización más rápida y sin complicaciones.

La luz roja también desempeña un papel importante en la regulación de los ritmos circadianos y la promoción de un sueño saludable. Los ritmos circadianos son los ciclos biológicos internos que regulan nuestros patrones de sueño y vigilia, así como otras funciones fisiológicas y metabólicas. Estos ritmos están influenciados por la exposición a la luz, especialmente a ciertas longitudes de onda, como la luz roja.

La luz roja tiene una menor capacidad para suprimir la producción de melatonina en comparación con otras longitudes de onda, como la luz azul. La melatonina es una hormona que se produce naturalmente en el cuerpo y desempeña un papel crucial en la regulación del sueño. Se secreta en mayor cantidad en la oscuridad, ayudando a inducir el sueño y mantener un ritmo de sueño saludable.

Cuando estamos expuestos a la luz roja durante la noche, especialmente antes de acostarnos, la producción de melatonina se ve menos afectada en comparación con la exposición a otras longitudes de onda de luz. Esto es beneficioso para la regulación de los ritmos circadianos, ya que permite que los niveles de melatonina aumenten adecuadamente, preparando al cuerpo para el sueño.

La terapia de luz roja puede ser utilizada estratégicamente para regular los ritmos circadianos y mejorar el sueño. Exponerse a la luz roja en la mañana o durante el día puede ayudar a sincronizar el ritmo circadiano, promoviendo una mayor alerta y vigilia durante el día. Por otro lado, limitar la exposición a la luz azul y optar por la luz roja en las horas previas al sueño puede ayudar a reducir la supresión de melatonina y facilitar la conciliación del sueño.

Además de sus efectos bioquímicos y regenerativos, la luz roja también exhibe propiedades antioxidantes que pueden ayudar a proteger las células contra el estrés oxidativo y el daño causado por los radicales libres. Los radicales libres son moléculas altamente reactivas que se generan naturalmente en el cuerpo como resultado de procesos metabólicos normales y exposición a factores ambientales, como la radiación ultravioleta, la contaminación y el estrés.

El estrés oxidativo ocurre cuando hay un desequilibrio entre la producción de radicales libres y las defensas antioxidantes del cuerpo. Los radicales libres pueden dañar las células y las estructuras celulares, lo que contribuye al envejecimiento, la inflamación y la aparición de diversas enfermedades.

La luz roja ha demostrado tener efectos antioxidantes al estimular la producción de enzimas antioxidantes endógenas, como la superóxido dismutasa (SOD) y la catalasa. Estas enzimas juegan un papel crucial en la neutralización de los radicales libres y la protección de las células contra el estrés oxidativo.

Al exponer las células y los tejidos a la luz roja, se produce un aumento en la actividad de estas enzimas antioxidantes, lo que conduce a una mayor capacidad para neutralizar los radicales libres y reducir el estrés oxidativo. Esto, a su vez, puede ayudar a prevenir el daño celular, promover la salud celular y contribuir a un envejecimiento más saludable.

A parte de su acción antioxidante, la luz roja también puede proteger las células contra el daño causado por factores ambientales perjudiciales, como la radiación ultravioleta y los contaminantes. La exposición a la luz roja puede ayudar a mitigar los efectos negativos de la radiación ultravioleta al aumentar la actividad de las enzimas reparatoras del ADN y promover la regeneración celular.

Asimismo, la luz roja puede contrarrestar el estrés oxidativo causado por la exposición a contaminantes y toxinas ambientales. Al estimular las defensas antioxidantes del cuerpo, la luz roja puede ayudar a proteger las células y los tejidos contra los efectos nocivos de los contaminantes, reduciendo así el riesgo de enfermedades relacionadas con la toxicidad ambiental.

EFECTOS BIOLÓGICOS DE LA TERAPIA DE LUZ ROJA

La luz roja provoca unos efectos biológicos en nuestro cuerpo. La terapia de luz roja estimula la actividad de las mitocondrias, las estructuras celulares responsables de la producción de energía en forma de ATP. Al aumentar la producción de ATP, la terapia de luz roja proporciona a las células la energía necesaria para llevar a cabo sus funciones vitales de manera óptima, lo que contribuye a la salud y el rendimiento celular. También mejora de la circulación sanguínea al dilatar los vasos sanguíneos y aumentar el flujo de sangre a través de ellos.

Esto facilita la entrega de oxígeno y nutrientes a los tejidos, así como la eliminación de desechos metabólicos y toxinas. Una mejor circulación sanguínea favorece la salud cardiovascular y el funcionamiento adecuado de los sistemas corporales.

Entre otras a destacar, estimula la regeneración y reparación de tejidos al aumentar la actividad celular y la síntesis de proteínas. Estimula la proliferación de células sanas, la formación de nuevos vasos sanguíneos y la síntesis de colágeno, lo que contribuye a la cicatrización de heridas, la reducción de la inflamación y la mejora de la salud de los tejidos.

Y finalmente, entre las más relevantes, influencia en la producción de hormonas y neurotransmisores en el cuerpo. Por ejemplo, puede estimular la producción de endorfinas, conocidas como las "hormonas de la felicidad", que tienen efectos analgésicos y antidepresivos. Además, puede regular la producción de melatonina, una hormona clave en la regulación de los ritmos circadianos y el sueño.

———— ○ · ● · ○ ————

APLICACIONES
DE LA TERAPIA DE LUZ ROJA

S i nos preguntamos cuánto tiempo debemos usar la terapia de luz roja para ver los beneficios en las distintas áreas, la respuesta varía según varios factores: el dispositivo utilizado, la duración y frecuencia de las sesiones, y los problemas de salud específicos que se desean tratar. Algunas personas notan una reducción del dolor y la inflamación después de una sola sesión de terapia de luz roja. En mi experiencia personal, en mi consulta toma más tiempo sentir los beneficios. También he observado que estos dispositivos aceleran la cicatrización de heridas y ayudan en la recuperación post-entrenamiento, generalmente después de unas pocas sesiones.

En cambio, para algo como la regeneración del cabello, la terapia con luz roja puede llevar mucho más tiempo, posiblemente meses o incluso años de uso regular antes de ver resultados. Como mencioné, depende de muchas variables, siendo la más importante qué se entiende por "beneficios".

El tipo de dispositivo utilizado también influye en los resultados. Los láseres clínicos suelen ofrecer resultados más rápidos, pero solo en áreas pequeñas del cuerpo y con un mayor riesgo de efectos secundarios. Por otro lado, un dispositivo de luz LED no tiene efectos secundarios conocidos, lo que hace que lograr resultados sea mucho más seguro.

El tamaño del dispositivo también afecta los resultados. Si buscas aumentar tu nivel de energía, una lámpara más grande te proporcionará resultados más rápidos. Para mejorar el colágeno en la cara u otras áreas específicas, una lámpara más pequeña es suficiente.

Veamos cómo podemos aplicar la luz roja en nuestro cuerpo.

TERAPIA DE LUZ ROJA EN TRASTORNOS DEL ESTADO DE ÁNIMO

La administración de la terapia de luz roja en el tratamiento de los trastornos del estado de ánimo puede variar según las necesidades individuales y la gravedad de los síntomas. Aunque es importante consultar a un profesional de la salud antes de iniciar el tratamiento, a continuación se presentan algunas pautas generales sobre los protocolos de tratamiento recomendados:

1- Duración de la exposición:

La duración de la exposición a la luz roja puede variar, pero generalmente se recomienda comenzar con sesiones de 15 a 30 minutos al día.

Con el tiempo, la duración puede aumentar gradualmente según la respuesta individual y las recomendaciones del profesional de la salud.

2- Intensidad de la luz:

La intensidad de la luz roja utilizada en la terapia puede variar y se mide en lux (unidad de iluminancia).

Se sugiere utilizar una luz de intensidad moderada a alta, con una intensidad típica que oscila entre 5,000 y 10,000 lux.

3- Programa de tratamiento:

La terapia de luz roja en general se realiza diariamente, preferiblemente a la misma hora cada día.

Se recomienda realizar la terapia de luz por la mañana, ya que puede ayudar a regular los ritmos circadianos y mejorar el estado de ánimo durante el día.

La duración total del programa de tratamiento puede variar, pero a menudo se recomienda realizar la terapia durante varias semanas o meses para obtener resultados óptimos. Hay que señalar que estas pautas son generales y pueden ajustarse según las necesidades individuales y las recomendaciones del profesional de la salud. Además, la terapia de luz roja generalmente se combina con otros enfoques terapéuticos, como la psicoterapia y el uso de medicamentos, según la gravedad y el tipo específico de trastorno del estado de ánimo.

La terapia de luz roja ha mostrado beneficios potenciales en el tratamiento de trastornos del estado de ánimo y la reducción de los síntomas depresivos. A continuación se enumeran algunos de los beneficios y consideraciones importantes asociados con esta forma de tratamiento:

Mejora del estado de ánimo: La exposición regular a la luz roja puede ayudar a mejorar el estado de ánimo y reducir los síntomas depresivos. Se cree que la luz roja estimula la liberación de neurotransmisores, como la serotonina, que están asociados con la regulación del estado de ánimo.

Aumento de la energía: La terapia de luz roja puede aumentar los niveles de energía y combatir la fatiga y la falta de motivación, síntomas comunes en los trastornos del estado de ánimo. Esto puede contribuir a una mayor sensación de vitalidad y bienestar general.

Regulación de los ritmos circadianos: La luz roja puede ayudar a regular los ritmos circadianos, que son los ciclos naturales del cuerpo que controlan la vigilia y el sueño. Al regular los ritmos circadianos, la terapia de luz roja puede mejorar la calidad del sueño y promover un patrón de sueño más regular.

Consideraciones importantes:

Consultar a un profesional de la salud: Es fundamental consultar a un profesional de la salud antes de iniciar la terapia de luz roja, especialmente si se está tratando un trastorno del estado de ánimo.

Un profesional de la salud podrá evaluar adecuadamente los síntomas y brindar orientación sobre el tratamiento adecuado.

Seguridad y precauciones: Si bien la terapia de luz roja generalmente se considera segura, es importante seguir las recomendaciones de uso y asegurarse de utilizar dispositivos de terapia de luz aprobados y de calidad. Además, algunas personas pueden tener condiciones médicas o medicamentos que pueden interactuar con la terapia de luz, por lo que es importante discutirlo con un profesional de la salud.

Complemento de otros tratamientos: La terapia de luz roja no debe considerarse como un sustituto de otros tratamientos recomendados para los trastornos del estado de ánimo, como la psicoterapia o la medicación. Puede ser utilizada como una herramienta complementaria en el plan de tratamiento general bajo la supervisión de un profesional de la salud.

María, una mujer de 35 años diagnosticada con trastorno depresivo mayor, participó en un estudio clínico que investigaba los efectos de la terapia de luz roja en el estado de ánimo. Durante el tratamiento, se le administró exposición diaria a luz roja durante 30 minutos durante varias semanas. Al finalizar el estudio, se observó una mejoría significativa en los síntomas depresivos de María, con una reducción en la tristeza, la fatiga y la falta de energía.

Juan, un hombre de 45 años que había experimentado episodios recurrentes de depresión, decidió probar la terapia de luz roja como parte de su plan de tratamiento. Después de utilizar la terapia de luz roja de manera regular durante varias semanas, Juan informó una mejora notable en su estado de ánimo. Se sentía más enérgico, motivado y con una actitud más positiva hacia la vida. Además, notó una reducción en los síntomas físicos asociados con la depresión, como los trastornos del sueño y la pérdida de apetito.

Laura, una adolescente de 17 años diagnosticada con trastorno afectivo estacional (TAE), participó en un estudio que evaluaba la eficacia de la terapia de luz roja en el TAE. Durante el invierno, Laura experimentaba cambios significativos en su estado de ánimo, con síntomas depresivos que se agravaban. Después de recibir terapia de luz roja durante 30 minutos al día durante varias semanas, Laura informó una reducción significativa en los síntomas del TAE. Su estado de ánimo se estabilizó, y pudo disfrutar de una mayor sensación de bienestar durante los meses de invierno.

Estos casos de estudio y testimonios ilustran cómo la terapia de luz roja puede ser beneficiosa en el tratamiento de los trastornos del estado de ánimo. Sin embargo, es importante tener en cuenta que los resultados pueden variar de una persona a otra y que la terapia de luz roja debe ser utilizada bajo la supervisión de un profesional de la salud.

Terapia de luz roja en trastornos del sueño

Los trastornos del sueño son afecciones que afectan la calidad, la duración y la regularidad del sueño. Estos trastornos pueden tener un impacto significativo en la salud y el bienestar general de una persona. El sueño es esencial para el funcionamiento óptimo del cuerpo y la mente, y los trastornos del sueño pueden interferir con los patrones naturales de sueño, lo que lleva a problemas de salud física, mental y emocional.

Entre los trastornos del sueño más comunes se encuentran:

Insomnio: Se caracteriza por dificultades para conciliar el sueño, permanecer dormido o despertar demasiado temprano. Las personas con insomnio a menudo experimentan fatiga, falta de energía y dificultad para concentrarse durante el día.

Apnea del sueño: Se produce cuando la respiración se interrumpe repetidamente durante el sueño debido a una obstrucción en las vías respiratorias. Esto puede provocar ronquidos fuertes y pausas en la respiración, lo que interrumpe el sueño y puede provocar somnolencia diurna y problemas de salud a largo plazo.

Trastorno del sueño del ritmo circadiano: Implica un desajuste entre el ritmo natural del sueño y la programación social o laboral. Las personas con este trastorno pueden tener dificultad para conciliar el sueño a la hora deseada y experimentar somnolencia diurna excesiva.

Estos trastornos del sueño no solo afectan la calidad de vida de las personas, sino que también pueden contribuir a problemas de salud más graves, como enfermedades cardiovasculares, obesidad, diabetes y trastornos del estado de ánimo.

Es fundamental abordar estos trastornos del sueño de manera adecuada y efectiva para restaurar un sueño saludable y mejorar la calidad de vida. La terapia de luz roja ha surgido como una opción terapéutica prometedora en el tratamiento de los trastornos del sueño, ya que puede influir positivamente en los ritmos circadianos y promover una mejor regulación del sueño. En los siguientes puntos, exploraremos cómo la terapia de luz roja puede ser utilizada en el tratamiento de estos trastornos específicos, brindando una opción segura y efectiva para mejorar la calidad y la cantidad del sueño.

La terapia de luz roja puede administrarse de varias formas para tratar los trastornos del sueño. A continuación, se presentan algunos de los métodos más comunes:

Lámparas de luz roja: Las lámparas de luz roja emiten una luz de longitud de onda específica dentro del rango rojo. Estas lámparas suelen ser compactas y portátiles, lo que permite su uso en diferentes entornos, como el dormitorio. Se pueden colocar cerca del área de descanso o en una posición estratégica para exponerse a la luz roja durante el tiempo recomendado.

Paneles de luz roja: Los paneles de luz roja consisten en una superficie más grande que emite luz roja. Estos paneles suelen ser más potentes que las lámparas y pueden cubrir un área más amplia.

Se pueden montar en la pared o colocar en un soporte para una exposición más cómoda y prolongada.

Gafas de luz roja: Las gafas de luz roja son otro método de administración de la terapia de luz. Estas gafas especiales están diseñadas para bloquear otras longitudes de onda de luz y permitir solo la transmisión de luz roja. Al usar las gafas, se puede filtrar la luz ambiente y enfocar la exposición directamente en los ojos.

Cada uno de estos métodos de administración tiene sus ventajas y consideraciones específicas. La elección del método dependerá de las preferencias individuales y de las recomendaciones del profesional de la salud.

Es importante mencionar que la terapia de luz roja para trastornos del sueño generalmente se administra en la mañana o temprano en el día, ya que la exposición a la luz roja en la noche puede interferir con la regulación natural del sueño.

Al considerar la opción de dispositivos de luz roja, es esencial buscar productos de calidad y certificados que cumplan con los estándares de seguridad y eficacia.

La terapia de luz roja ofrece una forma prometedora y no invasiva de abordar los trastornos del sueño y mejorar la calidad del descanso. En los siguientes puntos, exploraremos en más detalle los beneficios y la eficacia de la terapia de luz roja en el tratamiento de trastornos específicos del sueño.

Los beneficios potenciales de la terapia de luz roja en la regulación de los ritmos circadianos y la mejora del sueño:

Establecimiento de patrones de sueño regulares: La exposición a la luz roja puede ayudar a regular los ritmos circadianos, que son los ciclos biológicos que regulan el sueño y la vigilia. Al exponerse a la luz roja en momentos específicos del día, se puede ayudar a sincronizar el reloj interno del cuerpo y establecer patrones de sueño más regulares. Esto es especialmente beneficioso para personas que tienen dificultades para conciliar el sueño o que experimentan trastornos del sueño relacionados con la desregulación de los ritmos circadianos.

Reducción de la dificultad para conciliar el sueño: La exposición a la luz roja antes de acostarse puede ayudar a reducir la dificultad para conciliar el sueño. La luz roja tiene un efecto relajante y tranquilizador, lo que puede facilitar la transición hacia el sueño. Además, la luz roja ayuda a suprimir la producción de melatonina, una hormona que regula el sueño y que generalmente se libera en mayor cantidad en respuesta a la oscuridad. Al modular la producción de melatonina con la luz roja, se puede mejorar la capacidad de conciliar el sueño de manera más rápida y efectiva.

Mejora de la calidad del sueño: La terapia de luz roja puede mejorar la calidad del sueño al promover un sueño más profundo y reparador. La exposición a la luz roja durante el día ayuda a regular los ritmos circadianos, lo que a su vez facilita la consolidación del sueño nocturno. Un sueño de calidad está asociado con una mayor sensación de descanso, una mayor energía durante el día y un mejor funcionamiento cognitivo y emocional.

Resaltar que la terapia de luz roja para la regulación de los ritmos circadianos y la mejora del sueño generalmente se administra en la mañana o temprano en el día, evitando la exposición a la luz roja cerca de la hora de dormir, ya que esto puede interferir con la capacidad del cuerpo para producir melatonina y prepararse para el descanso.

Juan, de 41 años, había estado sufriendo de insomnio crónico durante varios años. Había probado varios tratamientos, pero ninguno había proporcionado alivio duradero. Después de consultar a un especialista en trastornos del sueño, se le recomendó probar la terapia de luz roja. Juan utilizó una lámpara de terapia de luz roja durante 30 minutos al día, por las mañanas. Después de unas semanas de uso regular, Juan informó que su calidad y duración del sueño mejoraron significativamente. Se sentía más descansado por las mañanas y era capaz de mantener un patrón de sueño más regular. El tratamiento con terapia de luz roja había sido exitoso para él.

María, de 30 años, había estado experimentando dificultades para conciliar el sueño durante varios meses. A menudo se despertaba durante la noche y tenía problemas para volver a dormir. Después de investigar sobre diferentes enfoques para mejorar su sueño, decidió probar la terapia de luz roja. Utilizó una máscara de terapia de luz roja antes de acostarse durante 20 minutos cada noche. Después de unas semanas de uso regular, María notó una mejora significativa en su capacidad para conciliar el sueño y permanecer dormida durante toda la noche. Se despertaba sintiéndose más descansada y rejuvenecida. Estaba encantada con los resultados positivos que había obtenido con la terapia de luz roja.

Carlos, de 50 años, sufría de trastorno del sueño del ritmo circadiano debido a su trabajo nocturno. Esto le causaba dificultades para dormir durante el día y mantener un horario de sueño regular. Después de consultar a un especialista en trastornos del sueño, se le recomendó utilizar una luz de terapia de luz roja durante su turno de trabajo nocturno. La luz roja simulaba la luz natural del atardecer y ayudaba a regular su ritmo circadiano. Después de unas semanas de usar la terapia de luz roja durante su turno nocturno, Carlos experimentó una mejoría notable en su capacidad para conciliar el sueño durante el día y mantener un horario de sueño más regular. Se sentía más enérgico y alerta durante sus turnos de trabajo.

Estos casos de estudio y testimonios ilustran los resultados positivos que se pueden lograr con la terapia de luz roja en el tratamiento de los trastornos del sueño.

Sin embargo, es importante tener en cuenta que los resultados pueden variar de una persona a otra, y es recomendable consultar a un profesional de la salud antes de iniciar cualquier tipo de terapia de luz roja para los trastornos del sueño. Cada individuo puede tener necesidades y circunstancias específicas que requieren una evaluación personalizada y un enfoque adecuado para obtener los mejores resultados.

TERAPIA DE LUZ ROJA EN EL MANEJO DEL DOLOR

La terapia de luz roja ha demostrado ser beneficiosa en el alivio del dolor muscular y articular. Esto es debido mayormente a:

La luz roja puede penetra en los tejidos musculares y articulares.

Estimula la circulación sanguínea local, lo que ayuda a proporcionar nutrientes y oxígeno a los tejidos dañados.

Reduce de la inflamación en los músculos y las articulaciones, aliviando así el dolor y mejorando la movilidad.

Proporciona a su vez beneficios adicionales, como la relajación muscular y la disminución de la rigidez.

También ha mostrado efectividad en el tratamiento de afecciones crónicas, como la fibromialgia, la artritis y en el alivio del dolor postoperatorio y en la recuperación de lesiones.

Testimonio de Pedro: "Durante años, sufrí de dolores crónicos en mi espalda debido a una lesión en el trabajo. Después de probar diferentes enfoques de tratamiento, decidí probar la terapia de luz roja. Fue asombroso cómo el dolor comenzó a disminuir después de solo unas pocas sesiones. Ahora puedo disfrutar de una mejor calidad de vida y realizar actividades que antes eran imposibles.

La terapia de luz roja ha sido un cambio de juego para mí".

TERAPIA DE LUZ ROJA EN EL CUIDADO DE LA PIEL

La piel, como el órgano más grande del cuerpo humano, desempeña un papel fundamental en nuestra salud y bienestar. Es nuestra primera línea de defensa contra los elementos externos y actúa como una barrera protectora que nos ayuda a mantenernos a salvo de infecciones, lesiones y la pérdida excesiva de agua.

Además de su función protectora, la piel también tiene un impacto significativo en nuestra apariencia y autoestima. Una piel sana y radiante nos hace lucir y sentirnos bien, mientras que los problemas de la piel pueden afectar nuestra confianza y calidad de vida.

Por lo tanto, es crucial cuidar adecuadamente nuestra piel para mantenerla saludable y en su mejor estado. Esto implica adoptar hábitos de cuidado diario, como limpiarla adecuadamente, hidratarla, protegerla del sol y utilizar productos adecuados para nuestro tipo de piel. También significa buscar tratamientos y terapias que puedan ayudarnos a abordar problemas específicos de la piel y mejorar su apariencia en general.

En este contexto, la terapia de luz roja se ha convertido en una opción popular y prometedora para el cuidado de la piel. Esta terapia no invasiva utiliza longitudes de onda específicas de luz roja para estimular respuestas beneficiosas en la piel y promover su salud y vitalidad. A lo largo de este capítulo, exploraremos en detalle los beneficios y la aplicación de la terapia de luz roja en el cuidado de la piel, así como las consideraciones importantes para tener en cuenta.

La terapia de luz roja es un enfoque no invasivo y seguro que utiliza longitudes de onda específicas de luz roja para mejorar la salud y apariencia de la piel. A diferencia de otros tratamientos más agresivos, como los procedimientos quirúrgicos o los tratamientos con láser, la terapia de luz roja no causa daño ni lesiones en la piel, lo que la convierte en una opción atractiva para muchas personas.

La luz roja utilizada en esta terapia tiene una capacidad única para penetrar en las capas superficiales de la piel de manera segura. Aunque no penetra tan profundamente como otras longitudes de onda, como la luz infrarroja, tiene la capacidad de activar respuestas biológicas beneficiosas en las células de la piel.

Cuando la luz roja alcanza la piel, es absorbida por las células y los tejidos. La energía de la luz roja se convierte en energía celular, estimulando la producción de adenosín trifosfato (ATP) en las mitocondrias, que es la fuente de energía necesaria para las funciones celulares vitales. Este aumento en la producción de ATP impulsa la actividad celular y promueve una mejor función de la piel.

Además, la luz roja también tiene la capacidad de estimular la circulación sanguínea en la piel. Al aumentar la vasodilatación, se mejora el flujo sanguíneo hacia la piel, lo que resulta en una mayor entrega de oxígeno y nutrientes a las células de la piel. Esto no solo promueve una piel más saludable, sino que también puede acelerar la cicatrización de heridas y la regeneración de tejidos dañados.

1- Estimulación de la producción de colágeno:

La luz roja es conocida por su capacidad para estimular la producción de colágeno en la piel, lo que resulta en una mejora de la elasticidad y firmeza cutánea. El colágeno es una proteína clave en la estructura de la piel y es responsable de proporcionarle fuerza y soporte. A medida que envejecemos, la producción de colágeno disminuye, lo que puede llevar a la aparición de arrugas y flacidez.

La terapia de luz roja trabaja de manera efectiva al estimular los fibroblastos, células presentes en la dermis de la piel que son responsables de producir colágeno. Cuando se exponen a la luz roja, los fibroblastos aumentan su actividad y sintetizan más colágeno. Esto ayuda a fortalecer la matriz de colágeno en la piel, mejorando su estructura y textura.

La estimulación de la producción de colágeno mediante la terapia de luz roja tiene varios beneficios para la piel. Ayuda a reducir la apariencia de líneas finas y arrugas, ya que la piel se vuelve más firme y tensa. Además, el colágeno también contribuye a la hidratación de la piel, lo que ayuda a mantenerla suave y radiante.

2- Reducción de las arrugas y líneas de expresión:

La terapia de luz roja puede ser eficaz en la reducción de los signos visibles del envejecimiento, como las arrugas y las líneas de expresión. Cuando la luz roja penetra en la piel, estimula la producción de colágeno y elastina, que son componentes esenciales para mantener la elasticidad y flexibilidad de la piel.

La elastina es una proteína que permite que la piel recupere su forma después de ser estirada o contraída. Con el paso del tiempo y debido a factores como la exposición al sol y la pérdida de colágeno, la elastina se va debilitando, lo que resulta en la formación de arrugas y líneas de expresión. La terapia de luz roja ayuda a promover la producción de elastina, lo que puede mejorar la elasticidad de la piel y reducir la apariencia de arrugas.

Además, la luz roja también puede estimular la renovación celular y la producción de ácido hialurónico, una sustancia que retiene la humedad en la piel, ayudando a hidratarla y suavizar las líneas de expresión.

3- Mejora de la textura y tono de la piel:

La terapia de luz roja puede contribuir a mejorar la apariencia de la piel al abordar diferentes problemas, como manchas, poros dilatados y rojeces. La luz roja penetra en las capas más superficiales de la piel, estimulando la circulación sanguínea y promoviendo la regeneración celular.

En el caso de las manchas, la luz roja puede ayudar a reducir la producción excesiva de melanina, el pigmento responsable de la coloración de la piel. Al regular la actividad de los melanocitos, las células que producen melanina, la terapia de luz roja puede atenuar las manchas y mejorar el tono general de la piel, proporcionando un aspecto más uniforme.

La luz roja también puede tener un efecto beneficioso en los poros dilatados. Al estimular la circulación sanguínea y promover la renovación celular, la terapia de luz roja puede ayudar a reducir el tamaño de los poros y mejorar la textura de la piel. Además, al aumentar la producción de colágeno, la luz roja puede fortalecer la estructura de la piel y hacer que los poros parezcan menos visibles.

En cuanto a las rojeces, la terapia de luz roja tiene propiedades antiinflamatorias que pueden ayudar a reducir la irritación y la inflamación en la piel. Esto puede ser beneficioso para personas con enrojecimiento facial, como aquellos que padecen rosácea. La luz roja puede calmar la piel y reducir la apariencia de las rojeces, promoviendo un tono de piel más uniforme.

4-   Tratamiento del acné:

La terapia de luz roja también ha demostrado ser eficaz en el tratamiento del acné. La luz roja tiene propiedades antibacterianas que pueden ayudar a eliminar las bacterias causantes del acné, como el Propionibacterium acnes. Además, la luz roja tiene propiedades antiinflamatorias que pueden reducir la inflamación asociada con el acné y promover la cicatrización de la piel.

Cuando se aplica directamente sobre las áreas afectadas por el acné, la terapia de luz roja puede penetrar en la piel y estimular la producción de adenosín trifosfato (ATP) en las mitocondrias de las células. Esto proporciona energía adicional a las células, lo que acelera los procesos de reparación y regeneración de la piel.

Además, la terapia de luz roja puede ayudar a reducir la producción de sebo, el exceso de grasa que contribuye a la obstrucción de los poros y la formación de comedones. Al regular la actividad de las glándulas sebáceas, la luz roja puede disminuir la aparición de nuevos brotes de acné.

Antes de iniciar cualquier tratamiento de terapia de luz roja en el cuidado de la piel, es importante buscar orientación profesional de un dermatólogo. Un dermatólogo podrá evaluar la condición de la piel y determinar si la terapia de luz roja es adecuada para cada individuo, así como proporcionar recomendaciones personalizadas.

Es fundamental seguir las instrucciones proporcionadas por el fabricante del dispositivo de terapia de luz roja. Cada dispositivo puede tener recomendaciones específicas en cuanto a la duración de la sesión, la distancia a la que se debe colocar el dispositivo de la piel y la frecuencia de uso. Además, es importante realizar un seguimiento regular con un profesional de la salud para evaluar los resultados y ajustar el tratamiento si es necesario. Durante la terapia de luz roja, es necesario proteger los ojos para evitar posibles daños. La luz roja puede ser intensa y potencialmente perjudicial para los ojos. Se recomienda utilizar gafas de protección diseñadas específicamente para bloquear la luz roja durante las sesiones de terapia. Estas gafas ayudarán a proteger los ojos y garantizar una experiencia segura.

Algunas personas pueden ser más sensibles a la luz y pueden experimentar irritación o molestias durante la terapia de luz roja. Si se experimenta algún malestar o irritación significativa, se debe interrumpir el tratamiento y consultar a un profesional de la salud.

La terapia de luz roja puede complementar otros tratamientos en el cuidado de la piel, como productos tópicos o procedimientos estéticos. Sin embargo, es importante informar a un profesional de la salud sobre cualquier otro tratamiento que se esté realizando para asegurarse de que no haya interacciones negativas.

OTROS USOS TERAPÉUTICOS DE LA LUZ ROJA

La terapia de luz roja ha demostrado ser efectiva en el tratamiento de trastornos de la piel como la psoriasis y el eczema. La luz roja penetra en las capas superficiales de la piel, estimulando respuestas biológicas beneficiosas que ayudan a reducir los síntomas de estas afecciones.

La psoriasis es una enfermedad crónica de la piel caracterizada por la aparición de placas escamosas, enrojecimiento y picazón. La terapia de luz roja, también conocida como terapia de fototerapia, ha demostrado ser eficaz en la reducción de la inflamación y la descamación de la piel en pacientes con psoriasis. La exposición controlada a la luz roja puede disminuir la proliferación excesiva de células de la piel y regular el sistema inmunológico, lo que conduce a una mejora en los síntomas.

El eczema, también conocido como dermatitis atópica, es una afección de la piel caracterizada por enrojecimiento, picazón e inflamación. La terapia de luz roja puede ayudar a aliviar los síntomas del eczema al reducir la inflamación y la irritación de la piel. La luz roja promueve la circulación sanguínea y mejora la función de barrera de la piel, lo que puede disminuir la sequedad y la picazón.

Los beneficios de la terapia de luz roja en el tratamiento de trastornos de la piel como la psoriasis y el eczema incluyen la reducción de la inflamación, la mejora de la regeneración celular, la disminución de la picazón y la irritación, y la aceleración del proceso de curación de la piel. Además, la terapia de luz roja es un enfoque no invasivo y seguro, sin los efectos secundarios comunes asociados con otros tratamientos más agresivos.

a terapia de luz roja ha demostrado ser beneficiosa en la promoción de la salud ósea y la prevención de la osteoporosis, una enfermedad caracterizada por la disminución de la densidad ósea y el deterioro de la estructura ósea. La luz roja puede estimular la formación de huesos y fortalecer la densidad ósea a través de varios mecanismos.

La exposición a la luz roja estimula las células óseas llamadas osteoblastos, que son responsables de la formación de nuevo tejido óseo. La luz roja activa las mitocondrias de estas células, lo que a su vez aumenta la producción de energía celular (ATP). Este aumento de energía promueve la síntesis de colágeno y otros componentes necesarios para la formación de huesos fuertes y saludables.

La terapia de luz roja también puede ayudar en la prevención de la osteoporosis al inhibir la actividad de los osteoclastos, células responsables de la reabsorción ósea. Al regular la actividad de los osteoclastos, la luz roja ayuda a mantener un equilibrio adecuado entre la formación y la degradación ósea, lo que resulta en una mejor salud ósea y una menor pérdida de densidad ósea. Además de prevenir la osteoporosis, la terapia de luz roja puede acelerar el proceso de curación de fracturas óseas. La luz roja estimula la producción de colágeno y promueve la regeneración celular, lo que puede acelerar la consolidación de fracturas y reducir el tiempo de recuperación.

Los beneficios de la terapia de luz roja en la promoción de la salud ósea y la prevención de la osteoporosis incluyen el aumento de la densidad ósea, la mejora de la resistencia y la estructura ósea, y la aceleración del proceso de curación de fracturas. Es importante destacar que la terapia de luz roja debe ser utilizada como un complemento de un estilo de vida saludable que incluya una dieta equilibrada y ejercicio regular.

○ · ● · ○

DISPOSITIVOS Y TÉCNICAS
DE TERAPIA DE LUZ ROJA

Investigaciones han demostrado que la luz en el espectro rojo e infrarrojo de onda corta (casi rojo) ofrece numerosos beneficios para el cuerpo. Esta luz, que generalmente oscila en frecuencias desde 620 nanómetros (nm) hasta aproximadamente 1000 nm, tiene la capacidad de penetrar profundamente en los tejidos del cuerpo y es altamente absorbida por el organismo. Este rango de luz, de 600 a 1000 nm, constituye solo una pequeña porción del espectro electromagnético, como se ilustra a continuación:

De hecho, esta porción incluye solo una fracción mínima del espectro de luz visible que percibimos a simple vista, junto con una pequeña parte que es invisible.

Fuentes de luz como el sol y las bombillas incandescentes regulares emiten luz en todos los espectros de la luz visible, lo que les otorga el nombre de "luz de espectro completo". Es por esto por lo que un dispositivo de terapia de luz roja produce un brillo rojizo, mientras que el sol emite una luz blanca que se percibe como amarilla. Los 660 nanómetros aparecen como un rojo oscuro, mientras que los 850 nanómetros son invisibles.

Es importante tener en cuenta que la luz infrarroja de onda corta, alrededor de 800-1000 nm, no es visible a simple vista, pero se considera parte del "espectro" de la terapia con luz roja debido a sus beneficios para la salud.

Las bombillas incandescentes tradicionales, como las incandescentes o halógenas, emiten luz roja, pero también generan una cantidad significativa de calor junto con una banda de longitud de onda amplia. Son menos eficaces para efectos terapéuticos específicos en comparación con las lámparas LED. Además, estas lámparas se calientan considerablemente, lo que limita el tiempo que se puede permanecer cerca de ellas.

Es importante tener en cuenta que no solo el color de la luz (longitud de onda) es crucial, sino también la cantidad de luz emitida (densidad de potencia) y la duración del tiempo en el que uno puede estar expuesto a ella.

Veamos en detalle qué tipo de dispositivos de luz roja tenemos a nuestra disposición y cuáles son los más adecuados.

TIPOS DE DISPOSITIVOS DE LUZ ROJA

En el campo de la terapia de luz roja, es fundamental comprender los diferentes tipos de dispositivos disponibles. Cada dispositivo tiene características específicas que pueden influir en su efectividad y aplicaciones terapéuticas. Aquí se resalta la importancia de comprender estos tipos de dispositivos:

Diversidad de dispositivos: Existe una amplia gama de dispositivos de luz roja en el mercado, incluyendo lámparas de espectro completo, paneles de luz roja y dispositivos portátiles. Comprender las diferencias entre ellos permitirá seleccionar el dispositivo más adecuado para las necesidades terapéuticas y personales.

Especificidad del tratamiento: Cada tipo de dispositivo puede tener aplicaciones terapéuticas específicas. Al comprender los diferentes dispositivos, se puede identificar cuál es el más apropiado para el tratamiento deseado. Por ejemplo, las lámparas de espectro completo pueden ser beneficiosas para afecciones cutáneas, mientras que los dispositivos portátiles son más adecuados para el alivio localizado de dolencias musculares.

Características técnicas: Cada dispositivo tiene características técnicas únicas, como la longitud de onda de la luz, la potencia de salida y la cobertura de área. Estas características pueden influir en la penetración de la luz en los tejidos y en la efectividad del tratamiento. Comprender estas características técnicas es esencial para seleccionar un dispositivo que se ajuste a las necesidades y objetivos terapéuticos específicos.

Los dispositivos desempeñan un papel crucial en la terapia de luz roja, ya que son la herramienta principal para administrar la luz roja de manera controlada y efectiva. A continuación se exploran algunas de las razones por las cuales los dispositivos son fundamentales en la terapia de luz roja:

Administración precisa: Los dispositivos permiten una administración precisa de la luz roja en términos de intensidad, duración y frecuencia. Esto es importante para garantizar que se proporcione la cantidad adecuada de luz roja para obtener los beneficios terapéuticos deseados.

Personalización del tratamiento: Los dispositivos ofrecen la flexibilidad de personalizar el tratamiento según las necesidades individuales. Al ajustar los parámetros del dispositivo, como la intensidad o el tiempo de exposición, se puede adaptar la terapia de luz roja para abordar afecciones específicas o lograr objetivos terapéuticos particulares.

Seguridad y comodidad: Los dispositivos están diseñados teniendo en cuenta la seguridad y la comodidad del usuario. Por ejemplo, pueden incluir características de protección ocular para prevenir posibles daños o molestias durante la terapia. Además, los dispositivos portátiles brindan la conveniencia de utilizar la terapia de luz roja en el hogar o en movimiento, lo que aumenta la accesibilidad y la adherencia al tratamiento.

Avances tecnológicos: La continua innovación en la tecnología de los dispositivos de luz roja ha mejorado la eficacia y la eficiencia de la terapia. Los avances tecnológicos han llevado al desarrollo de dispositivos más potentes, compactos y versátiles, lo que amplía las posibilidades de aplicación y mejora los resultados terapéuticos.

Además, la comprensión de los diferentes tipos de dispositivos de luz roja también ayuda a evitar posibles riesgos o resultados indeseables. Cada tipo de dispositivo tiene sus propias características y limitaciones, y elegir el dispositivo incorrecto o utilizarlo de manera inadecuada puede disminuir la efectividad del tratamiento o incluso causar efectos secundarios no deseados.

Por ejemplo, si se utiliza un dispositivo de baja calidad o de una longitud de onda inapropiada, es posible que la luz roja no penetre lo suficientemente en los tejidos para proporcionar los beneficios terapéuticos deseados. Del mismo modo, un dispositivo de alta potencia o una exposición excesiva a la luz roja pueden provocar irritación o quemaduras en la piel.

Además, algunas personas pueden tener condiciones médicas específicas o sensibilidades individuales que requieren precauciones adicionales al elegir un dispositivo de luz roja. Por ejemplo, aquellos con trastornos oculares específicos, como la retinopatía diabética o la degeneración macular, deben tener cuidado al seleccionar un dispositivo y seguir las recomendaciones médicas para evitar posibles daños o empeoramiento de la condición ocular.

En general, comprender los diferentes tipos de dispositivos de luz roja ayuda a tomar decisiones informadas y seguras al elegir el dispositivo adecuado para la terapia. Esto implica considerar factores como la condición a tratar, la comodidad del paciente, las recomendaciones médicas y las características técnicas del dispositivo. Al hacerlo, se puede maximizar la efectividad del tratamiento y minimizar los riesgos asociados.

LÁMPARAS DE LUZ ROJA

Las lámparas de luz roja de espectro completo son dispositivos diseñados para emitir una luz roja de longitud de onda específica, que abarca todo el espectro necesario para obtener beneficios terapéuticos. Estas lámparas utilizan tecnología LED o láser para generar luz roja de alta intensidad y concentrada.

En cuanto al funcionamiento, estas lámparas emiten luz roja en una longitud de onda generalmente entre 600 y 900 nanómetros, que se ha demostrado que penetra en los tejidos a diferentes profundidades. Esta luz roja estimula las mitocondrias celulares, lo que lleva a una mejora en la producción de energía celular y una serie de respuestas biológicas beneficiosas.

Las lámparas de luz roja de espectro completo ofrecen una serie de ventajas y aplicaciones terapéuticas. Algunas de ellas incluyen:

Mejora de la salud y la regeneración celular: La luz roja de espectro completo puede aumentar la producción de ATP (adenosín trifosfato) en las células, lo que mejora la función celular y promueve la regeneración y reparación de tejidos.

Alivio del dolor y la inflamación: La terapia de luz roja se ha utilizado con éxito para aliviar el dolor y reducir la inflamación en una variedad de condiciones, como artritis, lesiones deportivas, dolores musculares y articulares, y trastornos inflamatorios.

Mejora de la salud de la piel: La luz roja puede estimular la producción de colágeno y elastina en la piel, lo que puede ayudar a reducir las arrugas, mejorar la textura de la piel, disminuir la apariencia de cicatrices y promover una apariencia general más juvenil.

Mejora del rendimiento deportivo: La terapia de luz roja puede ayudar a acelerar la recuperación muscular después del ejercicio intenso, reducir el tiempo de recuperación y mejorar el rendimiento físico en atletas y deportistas.

Al seleccionar una lámpara de espectro completo para la terapia de luz roja en el hogar, es importante tener en cuenta las siguientes consideraciones:

Calidad y potencia de la luz: Opta por una lámpara que ofrezca una luz roja de alta calidad y potencia suficiente para penetrar adecuadamente en los tejidos. Verifica la longitud de onda de la luz emitida y la intensidad de salida de la lámpara.

Área de cobertura: Asegúrate de que la lámpara pueda cubrir el área deseada para el tratamiento. Algunas lámparas ofrecen un enfoque más puntual, mientras que otras tienen un ángulo de dispersión más amplio para cubrir un área más grande.

Características de seguridad: Verifica si la lámpara tiene características de seguridad, como protección contra sobrecalentamiento y apagado automático, para evitar lesiones o daños causados por un uso prolongado o inadecuado.

Facilidad de uso: Considera la facilidad de uso y las opciones de configuración de la lámpara. Algunas lámparas pueden tener configuraciones predefinidas para diferentes aplicaciones terapéuticas, mientras que otras pueden ser más simples y requerir ajustes manuales.

PANELES DE LUZ ROJA

Los paneles de luz roja son dispositivos que constan de múltiples luces LED o láseres de luz roja que se distribuyen en un panel amplio. Estos paneles emiten una luz roja de alta intensidad y pueden cubrir áreas más grandes del cuerpo en comparación con otras formas de dispositivos de luz roja.

Los paneles de luz roja ofrecen una serie de beneficios en la terapia de luz roja. Algunas de sus características destacadas incluyen:

Cobertura amplia: Debido a su diseño en forma de panel, los paneles de luz roja pueden cubrir áreas más grandes del cuerpo, lo que permite una exposición más extensa a la luz terapéutica en una sola sesión.

Penetración profunda: Los paneles de luz roja suelen tener una mayor potencia y capacidad de penetración en los tejidos, lo que les permite alcanzar capas más profundas de la piel y los músculos para obtener resultados terapéuticos más efectivos.

Tiempo de tratamiento reducido: Debido a su amplia área de cobertura y mayor potencia, los paneles de luz roja pueden reducir el tiempo necesario para completar una sesión de terapia, lo que resulta conveniente y eficiente para los usuarios.

Los paneles de luz roja se utilizan en una amplia gama de aplicaciones terapéuticas. Algunos usos comunes incluyen:

Recuperación muscular y reducción de la inflamación: La luz roja ha demostrado ser efectiva para acelerar la recuperación muscular después del ejercicio intenso y reducir la inflamación en los tejidos.

Mejora de la salud de la piel: Los paneles de luz roja se utilizan en tratamientos estéticos para mejorar la salud y apariencia de la piel, reduciendo arrugas, cicatrices, manchas y otros signos de envejecimiento.

Alivio del dolor: La terapia de luz roja ha sido utilizada para aliviar el dolor en diversas condiciones, como artritis, lesiones deportivas, dolores crónicos y trastornos musculoesqueléticos.

Mejora del rendimiento deportivo: Los paneles de luz roja se utilizan en la recuperación y preparación de atletas para mejorar el rendimiento físico, reducir la fatiga y acelerar la recuperación muscular.

Al elegir un panel de luz roja, es importante considerar los siguientes factores:

Potencia y longitud de onda: Verifica la potencia de salida y la longitud de onda de la luz emitida por el panel. La potencia debe ser suficiente para alcanzar los efectos terapéuticos deseados, y la longitud de onda debe ser compatible con las investigaciones y estudios clínicos existentes.

Tamaño y configuración: Evalúa el tamaño del panel y su configuración para asegurarte de que se ajuste a las áreas que deseas tratar. Algunos paneles pueden tener una configuración más flexible o ajustable para adaptarse a diferentes partes del cuerpo.

Calidad de construcción y durabilidad: Verifica que el panel esté fabricado con materiales duraderos y de calidad para garantizar su longevidad y funcionamiento óptimo a lo largo del tiempo

DISPOSITIVOS PORTÁTILES

Los dispositivos portátiles de luz roja son dispositivos compactos y livianos que emiten luz roja terapéutica en forma de luces LED o láseres. Estos dispositivos están diseñados para ser utilizados de manera conveniente en diferentes áreas del cuerpo y son fáciles de transportar y almacenar.

La mayoría de los dispositivos portátiles de luz roja constan de una unidad de control que contiene las luces LED o láseres, así como una batería o fuente de energía. Algunos dispositivos pueden tener un diseño de mano, mientras que otros pueden tener una forma de diadema, panel o incluso una máscara facial.

Los dispositivos portátiles de luz roja ofrecen varias ventajas en la terapia de luz roja:

Portabilidad: La principal ventaja de estos dispositivos es su portabilidad. Puedes llevarlos contigo a diferentes lugares y utilizarlos en áreas específicas del cuerpo que requieran terapia de luz roja.

Uso conveniente: Los dispositivos portátiles son fáciles de usar y no requieren una configuración complicada. Puedes aplicar la luz roja directamente en la zona deseada sin la necesidad de cables o equipos voluminosos.

Aplicación localizada: Estos dispositivos te permiten apuntar y dirigir la luz roja de manera precisa en áreas específicas del cuerpo que necesiten terapia, como articulaciones, músculos o áreas de la piel.

Los usos comunes de los dispositivos portátiles de luz roja incluyen:

Alivio del dolor: Puedes utilizar estos dispositivos para aliviar el dolor en áreas específicas del cuerpo, como articulaciones dolorosas o músculos tensos.

Recuperación muscular: Los dispositivos portátiles de luz roja se utilizan en la recuperación muscular después del ejercicio intenso, acelerando la recuperación y reduciendo el dolor muscular.

Tratamientos de la piel: Estos dispositivos también se utilizan en tratamientos de la piel, como reducción de arrugas, cicatrices o acné.

Al seleccionar un dispositivo portátil de luz roja, ten en cuenta las siguientes consideraciones:

Potencia y longitud de onda: Verifica la potencia de salida y la longitud de onda de la luz emitida por el dispositivo. Asegúrate de que la potencia sea suficiente para lograr los resultados terapéuticos deseados y que la longitud de onda sea compatible con las investigaciones y estudios clínicos existentes.

Tamaño y diseño: Evalúa el tamaño y el diseño del dispositivo. Asegúrate de que sea lo suficientemente compacto y ergonómico para su uso cómodo y fácil manipulación en las áreas a tratar.

Fuente de energía: Considera la fuente de energía del dispositivo, ya sea una batería recargable o pilas. Verifica la duración de la batería y la facilidad de recarga o reemplazo de las pilas.

Al tener en cuenta estas consideraciones al elegir un dispositivo portátil de luz roja, podrás encontrar uno que se ajuste a tus necesidades y te brinde una experiencia efectiva y segura en la terapia de luz roja.

CABINAS CLÍNICAS

Las cabinas de luz roja son dispositivos más grandes diseñados para proporcionar una exposición más amplia al cuerpo y se utilizan en entornos clínicos como consultorios médicos, spas o centros de terapia. Estas cabinas suelen estar equipadas con múltiples luces de espectro completo o luces LED de alta intensidad que emiten luz roja terapéutica.

El funcionamiento de las cabinas de luz roja es similar al de otros dispositivos de luz roja, pero su diseño permite una cobertura más extensa del cuerpo. Los pacientes se colocan dentro de la cabina, exponiendo la mayor parte de su piel a la luz roja durante un período de tiempo determinado.

Las cabinas de luz roja se utilizan para una variedad de aplicaciones terapéuticas, como:

Tratamiento de afecciones dermatológicas: La luz roja puede ayudar a mejorar la salud de la piel al reducir la inflamación, estimular la producción de colágeno y promover la cicatrización de heridas. Se ha utilizado en el tratamiento de afecciones como el acné, la psoriasis, las cicatrices y las arrugas.

Terapia del estado de ánimo y trastornos del sueño: La exposición a la luz roja puede tener efectos positivos en el estado de ánimo al aumentar la producción de serotonina y regular los ritmos circadianos. Se ha utilizado en el tratamiento de trastornos del estado de ánimo como la depresión estacional y en la regulación del sueño.

Recuperación muscular y alivio del dolor: La luz roja puede ayudar a reducir la inflamación, aumentar el flujo sanguíneo y acelerar la recuperación muscular después del ejercicio intenso. También se ha utilizado para aliviar el dolor en áreas específicas del cuerpo, como las articulaciones o los músculos.

Al utilizar cabinas de luz roja en entornos clínicos, es importante tener en cuenta las siguientes consideraciones:

Supervisión profesional: Es recomendable que la terapia en cabinas de luz roja se realice bajo la supervisión de un profesional de la salud capacitado, como un médico o un terapeuta. Ellos pueden proporcionar una evaluación adecuada y personalizada, así como ajustar los parámetros de la terapia según las necesidades individuales.

Tiempo de exposición y frecuencia: La duración y la frecuencia de la exposición a la luz roja en las cabinas clínicas deben ser determinadas por un profesional de la salud. La terapia puede variar en función de la condición a tratar y la respuesta individual del paciente.

Protección ocular y corporal: Debido a la intensidad de la luz emitida en las cabinas, es importante usar gafas de protección ocular adecuadas para evitar daños oculares. Además, se pueden tomar precauciones adicionales para proteger áreas sensibles del cuerpo, como los genitales.

Contraindicaciones y precauciones: Al igual que con otros dispositivos de luz roja, es importante considerar las contraindicaciones y precauciones específicas de cada paciente antes de utilizar las cabinas de luz roja. Algunas condiciones médicas, como la sensibilidad a la luz o ciertos trastornos oculares, pueden requerir precauciones adicionales o incluso contraindicar el uso de la terapia en cabinas.

Es fundamental que las cabinas de luz roja estén adecuadamente calibradas y mantenidas para garantizar la emisión correcta y consistente de la luz terapéutica. Esto puede incluir la revisión regular de las fuentes de luz y el reemplazo de las lámparas según las recomendaciones del fabricante.

Debido a que las cabinas de luz roja son compartidas entre múltiples usuarios, es esencial mantener altos estándares de higiene y limpieza. Asegúrate de seguir los protocolos establecidos para la limpieza de la cabina y los accesorios utilizados para minimizar el riesgo de infecciones o contaminación cruzada.

Es recomendable mantener un registro adecuado de los pacientes que utilizan las cabinas de luz roja, incluyendo información sobre la duración de la exposición, la frecuencia de las sesiones y los resultados obtenidos. Esto facilita el seguimiento del progreso del paciente y ayuda a ajustar la terapia según sea necesario.

EQUIPOS PROFESIONALES DE FOTOTERAPIA

Los equipos profesionales de fototerapia en entornos clínicos son dispositivos más avanzados y especializados diseñados para ofrecer terapia de luz roja de alta intensidad y precisión. Estos equipos suelen ser utilizados por profesionales de la salud en consultorios médicos, hospitales y clínicas especializadas.

Algunas características clave de los equipos profesionales de fototerapia incluyen:

Intensidad ajustable: Estos equipos permiten controlar y ajustar la intensidad de la luz roja emitida, lo que facilita la personalización del tratamiento según las necesidades específicas del paciente.

Espectro de luz específico: Los equipos profesionales suelen tener un espectro de luz roja específico que se ha demostrado ser más efectivo para determinadas condiciones o aplicaciones terapéuticas.

Diseño ergonómico: Los equipos profesionales están diseñados teniendo en cuenta la comodidad y la seguridad del paciente. Pueden tener características como soportes ajustables, paneles de control intuitivos y sistemas de enfriamiento para evitar el sobrecalentamiento.

Los equipos profesionales de fototerapia se utilizan en diversos campos de la medicina y la terapia para una amplia gama de aplicaciones. Algunos de los usos médicos y terapéuticos comunes incluyen:

Dermatología: Estos equipos se utilizan para tratar afecciones de la piel como el vitiligo, la psoriasis, el acné, las cicatrices y las quemaduras. La luz roja puede ayudar a reducir la inflamación, promover la cicatrización de heridas y estimular la producción de colágeno en la piel.

Medicina deportiva: Los equipos profesionales de fototerapia se utilizan en la recuperación de lesiones deportivas, ya que la luz roja puede ayudar a acelerar la recuperación muscular, reducir el dolor y la inflamación, y mejorar el rendimiento atlético.

Terapia del dolor: Estos dispositivos pueden utilizarse para aliviar el dolor crónico en diferentes áreas del cuerpo, como las articulaciones, los músculos y los tejidos blandos. La luz roja ayuda a estimular la circulación sanguínea y reducir la inflamación, lo que puede aliviar el malestar y mejorar la calidad de vida de los pacientes.

Considera el costo del equipo y asegúrate de que se ajuste a tu presupuesto. Compara diferentes opciones en el mercado y evalúa si el valor que ofrece el equipo está en línea con su precio.

Evalúa si el equipo es versátil y se puede utilizar para una amplia gama de aplicaciones terapéuticas. Algunos equipos pueden tener opciones de configuración y accesorios adicionales que permiten adaptar el tratamiento a las necesidades específicas de cada paciente.

Consideraciones al elegir un dispositivo de terapia de luz roja

Además de las consideraciones mencionadas, también es importante tener en cuenta otros aspectos al elegir un dispositivo:

Durabilidad y calidad de construcción: Asegúrate de que está fabricado con materiales duraderos y de alta calidad que garanticen su funcionamiento a largo plazo. Revisa las reseñas y opiniones de otros usuarios para evaluar la durabilidad y confiabilidad del dispositivo.

Tamaño y portabilidad: Considera el tamaño y la portabilidad. Si planeas utilizarlo en diferentes áreas de tu hogar o llevarlo contigo en tus viajes, es importante que sea lo suficientemente compacto y liviano para facilitar su transporte y almacenamiento.

Opciones de configuración y ajuste: Algunos dispositivos de espectro completo ofrecen opciones de ajuste de intensidad o modos de tratamiento específicos. Estas opciones pueden permitirte personalizar la terapia según tus necesidades o preferencias individuales.

Certificaciones y aprobaciones: Verifica si cuenta con certificaciones de seguridad y aprobaciones regulatorias relevantes. Esto puede brindarte tranquilidad en cuanto a la calidad y seguridad del dispositivo.

Garantía y servicio al cliente: Investiga las políticas de garantía y el servicio al cliente proporcionado por el fabricante. Una garantía sólida y un buen servicio al cliente pueden ser indicativos de la confianza que el fabricante tiene en su producto y su compromiso de satisfacción del cliente.

○ · ● · ○

SEGURIDAD Y PRECAUCIONES

POSIBLES EFECTOS SECUNDARIOS Y CONTRAINDICACIONES

Aunque la terapia de luz roja se considera en general segura, es importante tener en cuenta los posibles efectos secundarios y contraindicaciones para garantizar un tratamiento seguro y efectivo.

En primer lugar, es importante reconocer que los efectos secundarios de la terapia de luz roja suelen ser mínimos y temporales. Algunas personas pueden experimentar sensibilidad a la luz, irritación ocular o molestias cutáneas menores durante o después de las sesiones de terapia. Estos efectos secundarios suelen desaparecer rápidamente y no representan un riesgo significativo para la salud.

Sin embargo, es necesario tener en cuenta las contraindicaciones absolutas y relativas antes de comenzar la terapia de luz roja. Las contraindicaciones absolutas son situaciones en las que la terapia de luz roja no debe realizarse en ninguna circunstancia. Ejemplos de contraindicaciones absolutas pueden incluir trastornos oculares específicos, infecciones activas en la piel o el embarazo sin la aprobación del médico. En estos casos, es importante buscar alternativas terapéuticas seguras y adecuadas.

Por otro lado, las contraindicaciones relativas son condiciones o circunstancias en las que se deben tomar precauciones adicionales o se requiere una evaluación médica antes de iniciar la terapia de luz roja. Algunos ejemplos de contraindicaciones relativas incluyen trastornos de la coagulación, el uso de medicamentos fotosensibles o un historial de cáncer de piel. En estas situaciones, es esencial consultar a un médico o terapeuta capacitado para evaluar adecuadamente la idoneidad de la terapia de luz roja y proporcionar recomendaciones personalizadas.

A continuación, se exploran algunos de los posibles efectos secundarios y situaciones en las que la terapia de luz roja puede no ser adecuada:

a) Sensibilidad a la luz: Algunas personas pueden experimentar sensibilidad a la luz, lo que puede manifestarse como irritación ocular o dolor de cabeza. En estos casos, se recomienda utilizar gafas de protección ocular durante la terapia de luz roja.

b) Quemaduras y lesiones cutáneas: Si la terapia de luz roja se administra incorrectamente o se utiliza un dispositivo de baja calidad, existe el riesgo de quemaduras o lesiones cutáneas. Es importante seguir las instrucciones del fabricante y asegurarse de que el dispositivo cumpla con los estándares de seguridad adecuados.

c) Trastornos oculares: La exposición directa de los ojos a la luz roja intensa puede ser perjudicial, especialmente para personas con ciertos trastornos oculares, como cataratas o degeneración macular. En estos casos, se deben tomar precauciones adicionales, como el uso de protectores oculares adecuados durante la terapia.

d) Medicamentos fotosensibles: Algunos medicamentos pueden hacer que la piel sea más sensible a la luz. Si estás tomando algún medicamento fotosensible, es importante consultar a tu médico antes de comenzar la terapia de luz roja para evaluar posibles contraindicaciones.

Existen ciertas situaciones en las que la terapia de luz roja está contraindicada y no se debe realizar en ninguna circunstancia. Estas contraindicaciones absolutas indican que la terapia de luz roja podría ser perjudicial o no recomendada en ciertos casos. A continuación, se enumeran algunos ejemplos de contraindicaciones absolutas:

Trastornos oculares específicos: La terapia de luz roja está contraindicada en personas que tienen ciertos trastornos oculares, como glaucoma avanzado o retinopatía diabética grave. Estos trastornos pueden hacer que los ojos sean especialmente sensibles a la luz intensa y podrían aumentar el riesgo de daño ocular.

Infecciones activas en la piel: Si hay una infección activa en la piel, como una infección bacteriana, viral o fúngica, la terapia de luz roja está contraindicada. La exposición de la piel infectada a la luz roja podría empeorar la infección o propagarla a otras áreas del cuerpo.

Embarazo sin la aprobación del médico: Durante el embarazo, es esencial obtener la aprobación de un médico antes de realizar cualquier tipo de terapia, incluida la terapia de luz roja. Aunque no se han reportado efectos adversos conocidos en relación con la terapia de luz roja durante el embarazo, se requiere precaución debido a la falta de estudios exhaustivos en esta área.

Es importante tener en cuenta que esta lista de contraindicaciones absolutas no es exhaustiva y puede variar según la situación médica individual.

Existen condiciones y circunstancias en las que se deben tomar precauciones adicionales o se requiere una evaluación médica antes de iniciar la terapia de luz roja. Estas se conocen como contraindicaciones relativas, lo que significa que si bien la terapia de luz roja puede ser utilizada, se debe tener especial cuidado y supervisión médica. A continuación, se mencionan algunos ejemplos de contraindicaciones relativas:

Trastornos de la coagulación: Si tienes trastornos de la coagulación, como la hemofilia o estás tomando medicamentos anticoagulantes, se debe tener precaución al realizar la terapia de luz roja. La luz intensa puede aumentar el flujo sanguíneo en la piel y en los tejidos cercanos, lo que puede representar un riesgo adicional de sangrado o hemorragia. Es importante consultar a un médico para evaluar tu situación individual y determinar si la terapia de luz roja es segura para ti.

Uso de medicamentos fotosensibles: Algunos medicamentos pueden hacer que la piel sea más sensible a la luz. Estos medicamentos fotosensibles pueden incluir ciertos antibióticos, antidepresivos, diuréticos y medicamentos para tratar afecciones cutáneas. Si estás tomando algún medicamento fotosensible, es importante informar a tu médico o terapeuta antes de iniciar la terapia de luz roja. Pueden ser necesarios ajustes en la dosis o en el horario de los medicamentos para evitar posibles reacciones adversas.

Historial de cáncer de piel: Si tienes antecedentes de cáncer de piel, especialmente en el área a tratar, se debe tener precaución al realizar la terapia de luz roja. La estimulación de la piel con luz intensa puede tener efectos desconocidos o no deseados en las células cancerosas. En estos casos, se recomienda una evaluación médica completa para determinar la seguridad y la idoneidad de la terapia de luz roja.

Fotosensibilidad hereditaria: Algunas personas pueden tener una mayor sensibilidad a la luz en general debido a condiciones hereditarias como la eritropoyesis protoporfírica o la xeroderma pigmentoso. Estas condiciones pueden hacer que la piel sea extremadamente sensible a la luz, lo que podría aumentar el riesgo de reacciones adversas durante la terapia de luz roja. Es fundamental consultar a un médico especialista para determinar si la terapia de luz roja es segura en estos casos y si se requieren precauciones adicionales.

Recuerda que la lista anterior de contraindicaciones relativas no es exhaustiva y puede variar según la situación médica individual. Si tienes alguna preocupación o condición médica subyacente, siempre es recomendable buscar el asesoramiento de un profesional de la salud antes de iniciar la terapia de luz roja. Esto garantizará que se tomen las precauciones necesarias y se personalice el tratamiento para maximizar los beneficios y minimizar los riesgos potenciales.

USO SEGURO DE LOS DISPOSITIVOS DE TERAPIA DE LUZ ROJA

Para garantizar un uso seguro de los dispositivos de terapia de luz roja, se deben seguir algunas pautas y precauciones. Aquí hay algunos consejos importantes:

a) Leer y seguir las instrucciones: Es fundamental leer detenidamente las instrucciones del fabricante antes de usar cualquier dispositivo de terapia de luz roja. Sigue las recomendaciones sobre la duración de la sesión, la distancia de aplicación y los consejos específicos para tu afección o propósito terapéutico.

b) Verificar la calidad del dispositivo: Asegúrate de que el dispositivo que estás utilizando cumpla con los estándares de seguridad y calidad. Comprueba si cuenta con certificaciones y aval de organismos reconocidos.

c) Evitar la sobreexposición: No te excedas en la duración o frecuencia de las sesiones de terapia de luz roja. Sigue las pautas recomendadas por el fabricante o las indicaciones de tu terapeuta para evitar cualquier riesgo de sobreexposición.

d) Evitar áreas sensibles: Evita aplicar luz roja directamente sobre áreas sensibles o lesionadas de la piel, como heridas abiertas, quemaduras o erupciones cutáneas.

CONSEJOS PARA UNA TERAPIA DE LUZ ROJA EFECTIVA Y SEGURA

Además de las precauciones mencionadas, aquí hay algunos consejos generales para garantizar una terapia de luz roja efectiva y segura:

a) Consultar a un profesional de la salud: Siempre es recomendable consultar a un profesional de la salud, como un médico o un terapeuta, antes de comenzar cualquier terapia de luz roja. Ellos podrán evaluar tu situación médica individual y proporcionarte las recomendaciones adecuadas.

b) Mantener la higiene: Asegúrate de que la piel esté limpia y seca antes de aplicar la terapia de luz roja. Esto ayuda a optimizar la absorción de la luz y reduce el riesgo de infecciones o irritaciones.

c) Ser consistente: Para obtener resultados óptimos, es importante ser consistente en la aplicación de la terapia de luz roja. Sigue el plan de tratamiento recomendado por tu terapeuta y sé constante en la frecuencia y duración de las sesiones.

d) Monitorear los resultados: Realiza un seguimiento de los cambios y mejoras en tu condición a medida que avanzas en la terapia de luz roja. Si experimentas algún efecto secundario inusual o no notas mejoría después de un tiempo razonable, consulta con tu profesional de la salud.

Es esencial recordar que cada individuo es único y puede tener diferentes necesidades y circunstancias médicas. Por lo tanto, siempre es recomendable buscar el consejo de un profesional de la salud antes de iniciar cualquier tipo de terapia de luz roja y seguir las pautas específicas para tu situación particular.

○ · ● · ○

INTEGRACIÓN DE LA TERAPIA DE LUZ ROJA EN LA PRÁCTICA TERAPÉUTICA

TERAPIA DE LUZ ROJA COMO COMPLEMENTO TERAPÉUTICO

La terapia de luz roja tiene el potencial de integrarse con otras terapias complementarias, lo que puede generar sinergias terapéuticas y mejorar los resultados para los pacientes. Esta integración puede abarcar una amplia gama de enfoques terapéuticos y contribuir a un enfoque más completo y holístico del cuidado de la salud. A continuación, se exploran algunas formas en las que la terapia de luz roja puede integrarse con otras terapias complementarias:

a) Fisioterapia y rehabilitación: La terapia de luz roja puede complementar los programas de fisioterapia y rehabilitación al acelerar la recuperación de lesiones musculares y articulares. La luz roja puede ayudar a reducir la inflamación, aliviar el dolor y promover la regeneración de tejidos. Combinar la terapia de luz roja con ejercicios terapéuticos y técnicas de rehabilitación puede mejorar la eficacia del tratamiento y acelerar la recuperación.

b) Acupuntura: La combinación de la terapia de luz roja y la acupuntura puede ser beneficiosa. La luz roja puede ser aplicada en los puntos de acupuntura durante una sesión de acupuntura, potenciando los efectos terapéuticos de ambas modalidades. La luz roja puede estimular la circulación sanguínea, aliviar la tensión muscular y mejorar la respuesta del sistema nervioso, complementando los efectos equilibradores y reguladores de la acupuntura.

c) Terapia de masaje: La terapia de luz roja se puede combinar con el masaje terapéutico para mejorar los beneficios del tratamiento. La luz roja puede penetrar en los tejidos y estimular la circulación sanguínea, relajar los músculos y reducir la tensión. Al utilizar la terapia de luz roja junto con técnicas de masaje adecuadas, se pueden obtener beneficios sinérgicos, acelerando la recuperación muscular, aliviando el dolor y promoviendo la relajación.

d) Terapia de ozono: La terapia de ozono, que implica la administración de ozono medicinal, también puede combinarse con la terapia de luz roja. El ozono tiene propiedades antiinflamatorias, antioxidantes y regenerativas, y puede potenciar los efectos terapéuticos de la luz roja. Esta combinación puede ser especialmente beneficiosa en el tratamiento de afecciones crónicas, lesiones musculares y enfermedades degenerativas.

e) Terapias de relajación y bienestar: La terapia de luz roja puede integrarse en terapias de relajación y bienestar, como la meditación, la aromaterapia o la terapia de sonido. La luz roja puede proporcionar un ambiente relajante y promover una sensación de calma y bienestar. Su combinación con estas terapias puede aumentar los beneficios en términos de relajación, reducción del estrés y mejora del estado de ánimo.

Es notorio que la integración de la terapia de luz roja con otras terapias complementarias debe basarse en la evaluación y experiencia del profesional de la salud. Cada caso y paciente son únicos, por lo que se requiere un enfoque personalizado y adaptado a las necesidades individuales. La colaboración entre diferentes profesionales de la salud puede ser fundamental para lograr una integración eficaz y segura de estas terapias complementarias.

○ · ● · ○

EL FUTURO DE LA TERAPIA DE LUZ ROJA

AVANCES TECNOLÓGICOS Y TENDENCIAS EMERGENTES

En los últimos años, la terapia de luz roja ha experimentado avances significativos que han ampliado sus aplicaciones y mejorado su eficacia. A continuación, se presentan algunos de los avances más recientes y relevantes en este campo:

Mayor precisión en la longitud de onda: Los investigadores han logrado afinar aún más la emisión de luz roja en términos de su longitud de onda específica. Esto ha permitido una mayor precisión en la estimulación de procesos biológicos y una mejor comprensión de los mecanismos subyacentes. Además de la luz roja convencional, también se ha explorado el uso de otras longitudes de onda dentro del espectro cercano al rojo, como la luz infrarroja cercana, que ha mostrado efectos prometedores en la terapia.

Desarrollo de dispositivos portátiles: Anteriormente, la terapia de luz roja se llevaba a cabo principalmente en clínicas o consultorios médicos, utilizando dispositivos grandes y costosos. Sin embargo, los avances tecnológicos han permitido el desarrollo de dispositivos portátiles y más accesibles para uso doméstico. Estos dispositivos son más pequeños, cómodos de usar y ofrecen la posibilidad de llevar a cabo la terapia en el hogar, lo que ha aumentado la conveniencia y la disponibilidad de tratamiento para los pacientes.

Sistemas de control y monitoreo inteligentes: Se han introducido sistemas de control y monitoreo inteligentes en los dispositivos de terapia de luz roja. Estos sistemas permiten ajustar con precisión la intensidad y la duración de la luz, así como monitorear las respuestas del paciente en tiempo real. Al combinar algoritmos avanzados y tecnologías de sensores, estos sistemas inteligentes pueden adaptar la terapia a las necesidades individuales de cada paciente, mejorando así la eficacia y los resultados del tratamiento.

Integración con otras terapias complementarias: Se ha observado un creciente interés en combinar la terapia de luz roja con otras terapias complementarias, como la terapia física, la acupuntura y la terapia de masaje. Esta integración busca potenciar los efectos terapéuticos y brindar un enfoque más holístico para el tratamiento de diversas afecciones. La combinación de terapias puede ampliar las opciones de tratamiento y ofrecer beneficios sinérgicos para los pacientes.

Aplicaciones en medicina estética y regenerativa: La terapia de luz roja ha encontrado aplicaciones prometedoras en el campo de la medicina estética y regenerativa. Se ha utilizado para mejorar la apariencia de la piel, reducir arrugas y líneas finas, y promover la cicatrización de heridas y la regeneración celular. Los estudios clínicos han respaldado los beneficios de la terapia de luz roja en el rejuvenecimiento de la piel y la estimulación del crecimiento capilar, lo que ha llevado a su adopción en clínicas de estética y spas.

Estos avances recientes en la terapia de luz roja demuestran un gran potencial para mejorar la salud y el bienestar de las personas.

PERSPECTIVAS FUTURAS DE INVESTIGACIÓN Y DESARROLLO

La terapia de luz roja ha captado la atención de investigadores y diseñadores, lo que ha llevado a la exploración de aplicaciones innovadoras y diseños vanguardistas. Estas nuevas ideas buscan maximizar la eficacia de la terapia y ofrecer soluciones más convenientes y personalizadas para los pacientes. A continuación, se presentan algunas de las posibles aplicaciones y diseños innovadores que podrían definir el futuro de la terapia de luz roja:

a) Dispositivos portátiles de vestir: Se espera que los avances en textiles inteligentes permitan la integración de la terapia de luz roja en prendas de vestir. Por ejemplo, se podrían desarrollar camisas o chaquetas con fibras ópticas que emiten luz roja, lo que permitiría una exposición continua y discreta a la terapia durante el día. Estos dispositivos portátiles de vestir podrían ser especialmente útiles para el manejo de afecciones crónicas o para mejorar el bienestar general.

b) Terapia de luz roja en dispositivos móviles: Dado que los teléfonos inteligentes y las tabletas se han vuelto omnipresentes, se espera que la terapia de luz roja se integre en aplicaciones y accesorios relacionados con dispositivos móviles. Los usuarios podrían utilizar su dispositivo para recibir tratamientos de luz roja personalizados, con la capacidad de ajustar la intensidad y la duración de acuerdo con sus necesidades. Esto aumentaría la accesibilidad y permitiría a las personas llevar a cabo la terapia en cualquier momento y lugar.

c) Terapia de luz roja en realidad virtual: La combinación de la terapia de luz roja con la realidad virtual podría ofrecer una experiencia inmersiva y terapéutica. Mediante el uso de gafas de realidad virtual equipadas con luces rojas integradas, los pacientes podrían recibir tratamientos mientras se sumergen en entornos virtuales relajantes o estimulantes. Esta combinación de terapia de luz roja y realidad virtual podría mejorar la eficacia al aprovechar los efectos sinérgicos de ambas modalidades.

d) Terapia de luz roja en terrenos deportivos: Los atletas profesionales y aficionados buscan constantemente nuevas formas de mejorar su rendimiento y acelerar la recuperación. En este sentido, se espera que la terapia de luz roja se integre en terrenos deportivos, gimnasios y centros de entrenamiento. Los equipos y los deportistas podrían utilizar luces rojas de alta potencia para estimular la recuperación muscular, mejorar la resistencia y reducir el tiempo de lesiones.

e) Terapia de luz roja en el campo de la neurología: A medida que se profundiza la comprensión de cómo la luz roja afecta el cerebro, se están explorando aplicaciones innovadoras en el campo de la neurología. Se han realizado investigaciones preliminares que sugieren que la terapia de luz roja podría tener efectos positivos en enfermedades neurodegenerativas como el Alzheimer y el Parkinson. En el futuro, es posible que se desarrollen dispositivos específicos para la estimulación cerebral con luz roja, lo que podría tener un impacto significativo en el tratamiento de estas afecciones.

Los avances tecnológicos y las tendencias emergentes en la terapia de luz roja tienen el potencial de ofrecer una serie de beneficios significativos para los pacientes y los profesionales de la salud. Estos avances pueden mejorar la eficacia de la terapia, aumentar la accesibilidad y brindar opciones más personalizadas. La personalización y adaptabilidad son elementos clave en la terapia de luz roja, y los avances tecnológicos están permitiendo una mayor flexibilidad y precisión en el diseño de tratamientos personalizados. A medida que se comprenden mejor los efectos de la luz roja en el cuerpo humano, es posible ajustar los parámetros de la terapia para adaptarse a las necesidades individuales de cada paciente.

A medida que la terapia de luz roja se vuelve más popular, es importante establecer regulaciones y estándares de calidad para garantizar la seguridad y eficacia de los dispositivos y tratamientos. Esto implica la necesidad de una supervisión adecuada por parte de organismos reguladores y la implementación de prácticas de fabricación y comercialización responsables.

CONCLUSIONES Y RECOMENDACIONES

En este libro, hemos explorado a fondo los diversos aspectos de la terapia de luz roja y su aplicación en el campo de la salud y el bienestar. Hemos comprendido que la luz roja, con una longitud de onda específica, tiene la capacidad de penetrar en las capas de la piel y alcanzar las células y los tejidos subyacentes, desencadenando respuestas bioquímicas y terapéuticas beneficiosas.

Hemos examinado los efectos biológicos de la terapia de luz roja, como la estimulación de la producción de energía celular, la mejora de la circulación sanguínea, la regeneración de tejidos y la influencia en la producción de hormonas y neurotransmisores. Además, hemos explorado su aplicación en diferentes áreas de la salud, como el manejo de trastornos del estado de ánimo, trastornos del sueño, dolor, cuidado de la piel, entre otros.

Para los terapeutas interesados en la terapia de luz roja, es fundamental tener en cuenta las siguientes recomendaciones:

Conocer los fundamentos científicos: Familiarizarse con los principios básicos de la terapia de luz roja, incluyendo los mecanismos de acción, las dosis adecuadas y los protocolos de tratamiento recomendados.

Mantenerse actualizado: Estar al tanto de la investigación y los avances en el campo de la terapia de luz roja para ofrecer los mejores resultados a los clientes.

Personalizar los tratamientos: Cada individuo puede responder de manera diferente a la terapia de luz roja, por lo tanto, es importante adaptar los tratamientos a las necesidades y condiciones específicas de cada paciente.

Trabajar en colaboración: Considerar la terapia de luz roja como una herramienta complementaria en el contexto de un enfoque integral de salud y bienestar. Trabajar en colaboración con otros profesionales de la salud para brindar un enfoque holístico y multidisciplinario.

Mantener la seguridad: Asegurarse de seguir las pautas de seguridad recomendadas por los fabricantes de los dispositivos de luz roja y proporcionar orientación adecuada sobre la protección ocular y otras precauciones necesarias.

La terapia de luz roja ha demostrado ser una modalidad terapéutica prometedora en diversas áreas de la salud y el bienestar. A medida que continuamos investigando y comprendiendo mejor los mecanismos subyacentes, sus aplicaciones se están expandiendo. Es importante reconocer que la terapia de luz roja no es un sustituto de la atención médica convencional, sino una herramienta complementaria que puede ofrecer beneficios adicionales.

Aunque hay investigaciones prometedoras que respaldan los beneficios de la terapia de luz roja, es importante seguir avanzando en la investigación científica para comprender plenamente su efectividad en diferentes condiciones médicas. Es crucial contar con estudios clínicos bien diseñados y datos sólidos para respaldar las afirmaciones terapéuticas y garantizar la seguridad de los pacientes.

○ · ● · ○

INVESTIGACIÓN Y EVIDENCIA CIENTÍFICA

Estudios clínicos y hallazgos relevantes

En el campo de la terapia de luz roja, se han realizado numerosos estudios clínicos para evaluar su eficacia y establecer su base científica. Estos estudios han proporcionado evidencia sólida de los beneficios terapéuticos de la luz roja en diversas áreas de la salud y el bienestar.

Algunos de los estudios clínicos relevantes incluyen:

Barolet, D. (2008). Light-emitting diodes (LEDs) in dermatology. Seminars in Cutaneous Medicine and Surgery, 27(4), 227-238.

Avci, P., Gupta, A., Sadasivam, M., Vecchio, D., Pam, Z., Pam, N., & Hamblin, M. R. (2013). Low-level laser (light) therapy (LLLT) in skin: Stimulating, healing, restoring. Seminars in Cutaneous Medicine and Surgery, 32(1), 41-52.

Wunsch, A., & Matuschka, K. (2014). A controlled trial to determine the efficacy of red and near-infrared light treatment in patient satisfaction, reduction of fine lines, wrinkles, skin roughness, and intradermal collagen density increase. Photomedicine and Laser Surgery, 32(2), 93-100.

Desmet, K. D., Paz, D. A., Corry, J. J., Eells, J. T., & Wong-Riley, M. T. (2006). Mitochondrial gene expression in response to light therapy. Photomedicine and Laser Surgery, 24(2), 229-235.

Naeser, M. A., Zafonte, R., Krengel, M. H., Martin, P. I., Frazier, J., Hamblin, M. R., ... & Hamblin, M. R. (2014). Significant improvements in cognitive performance post-transcranial, red/near-infrared light-emitting diode treatments in chronic, mild traumatic brain injury: open-protocol study. Journal of Neurotrauma, 31(11), 1008-1017.

Ferraresi, C., Hamblin, M. R., & Parizotto, N. A. (2012). Low-level laser (light) therapy (LLLT) on muscle tissue: performance, fatigue and repair benefited by the power of light. Photonics & Lasers in Medicine, 1(4), 267-286.

Schiffer, F., Johnston, A. L., Ravichandran, C., Polcari, A., Teicher, M. H., Webb, R. H., ... & Hamblin, M. R. (2009). Psychological benefits 2 and 4 weeks after a single treatment with near-infrared light to the forehead: a pilot study of 10 patients with major depression and anxiety. Behavioral and Brain Functions, 5(1), 46.

También se incluyen artículos de divulgación científica sobre terapia de luz roja:

"The Effects of Red Light on the Mitochondria" - Este artículo, publicado en la revista Nature en 2018, analiza los mecanismos moleculares y celulares de cómo la luz roja afecta a las mitocondrias y su implicación en la salud y el envejecimiento.

"Photobiomodulation in human muscle tissue: an advantage in sports performance?" - Publicado en la revista Sports Medicine en 2018, este artículo revisa la evidencia científica sobre los efectos de la terapia de luz roja en el rendimiento deportivo y la recuperación muscular.

"The Use of Low-Level Light Therapy in Dermatology: A Critical Review" - Publicado en la revista Dermatologic Surgery en 2017, este artículo examina el uso de la terapia de luz roja en el cuidado de la piel y su eficacia en el tratamiento de diversas afecciones dermatológicas.

"Low-level laser (light) therapy (LLLT) on muscle tissue: performance, fatigue and repair benefited by the power of light" - Este artículo, publicado en Photonics & Lasers in Medicine en 2012, destaca los beneficios de la terapia de luz roja en el rendimiento muscular, la fatiga y la recuperación.

"The potential of light therapy in Parkinson's disease" - Publicado en la revista Neuroscience and Biobehavioral Reviews en 2016, este artículo examina el uso de la terapia de luz roja en el tratamiento de la enfermedad de Parkinson y su potencial para mejorar los síntomas motores y no motores.

○ · ● · ○

SOBRE SUSAN MCDOWELL

En el dinámico mundo de la salud y el bienestar, la Dra. Susan McDowell destaca como una visionaria y un faro de conocimiento, profundamente comprometida con empoderar a las personas para que alcancen su máximo potencial. Su trayectoria en la medicina no es simplemente una carrera, sino una búsqueda de toda la vida por comprender y compartir las complejidades del bienestar humano.

La base de su experiencia se forjó en la prestigiosa University of Medicine and Health Sciences, donde obtuvo su título de doctora en medicina. Esta rigurosa formación académica sentó las bases para un camino profesional caracterizado por una combinación única de experiencia clínica práctica y un compromiso inquebrantable con la investigación. Durante años, ha desarrollado su propia práctica médica, ganándose no solo el respeto, sino también la profunda admiración de sus pacientes gracias a su atención compasiva.

Más allá de la consulta, Susan McDowell ha trazado un camino innovador como prolífica escritora, extendiendo su influencia mucho más allá de las consultas individuales. Sus extensos escritos son un testimonio de su profundo conocimiento médico, pero ofrecen algo más: destilan su compasión innata y su dedicación constante a mejorar la salud y el bienestar de todos aquellos que buscan su orientación. Sus publicaciones resuenan profundamente, reflejando un enfoque integrador que ha hecho valiosas contribuciones al campo. Aunque las fuentes no detallan todos los temas que aborda, la mención de "caminar descalzo" junto a su trayectoria médica sugiere la amplitud y diversidad de sus exploraciones en salud y bienestar, reflejando así su prolífica producción.

Tanto a través de su práctica clínica como de sus influyentes escritos, Susan McDowell se ha consolidado como una figura altamente respetada en el amplio campo de la salud y la medicina, un testimonio de su visión holística y su dedicación incansable. Encarnando verdaderamente el espíritu de una profesional médica líder, se esfuerza constantemente por ampliar los límites del conocimiento en beneficio de los demás.

Más allá de sus impresionantes credenciales y su extenso conocimiento, el enfoque de la Dra. Susan McDowell hacia la atención médica está profundamente arraigado en su gran empatía y en una actitud genuinamente cálida y acogedora. Su consulta es mucho más que un lugar de atención médica: es un espacio donde brilla su profunda pasión por ayudar a las personas a alcanzar su máximo potencial. Este impulso innato se traduce en un entorno en el que los pacientes no solo se sienten tratados, sino también comprendidos y cuidados de verdad.

La filosofía personal de la Dra. McDowell destila su compasión y su compromiso inquebrantable con la mejora continua de la salud y el bienestar de quienes buscan su guía. Este enfoque centrado en el paciente, marcado por un espíritu acogedor y una admirable dedicación, le ha ganado no solo el respeto, sino también la profunda admiración de sus pacientes a lo largo de muchos años de ejercicio. Aunque las fuentes destacan principalmente sus interacciones con los pacientes y con quienes buscan su orientación, su demostrada compasión y dedicación sugieren una personalidad profesional intrínsecamente cálida y de apoyo.

○ · ● · ○

OTRAS OBRAS DE LA AUTORA

"Andropausia al descubierto: La menopausia masculina, la testosterona baja y el secreto para recuperar la energía, la fuerza y la confianza"

El innovador libro "Andropausia al descubierto: La menopausia masculina oculta, la baja testosterona y el secreto para recuperar la energía, la fuerza y la confianza" ofrece una guía completa, empática y fortalecedora para comprender, gestionar y prosperar durante estos cambios.

"Crianza sin miedo: una guía para amar a tus hijos"

¿Estás cansado de enfoques de crianza basados en la ansiedad, el control o luchas interminables? Durante generaciones, muchas prácticas de crianza han estado influenciadas por miedos: miedo a que los niños no aprendan, no se comporten o no tengan éxito. Estos métodos, se basan en presiones, recompensas o enojo, pueden ser no solo ineficaces, sino profundamente perjudiciales para el desarrollo del niño. Desafía la sabiduría convencional y reconsidera los fundamentos de crianza.

"Andando descalzo: correr, caminar y moverse de forma natural y respetuosa para tu cuerpo"

En el libro, Susan McDowell profundiza en los beneficios de reconectarse con la tierra a través del movimiento natural. Este texto perspicaz enfatiza la importancia de las actividades descalzas en el fomento de la alineación, la fuerza y el bienestar general. Basándose en investigaciones científicas y su rica experiencia clínica, Susan ofrece consejos prácticos y ejercicios para ayudar a los lectores a adoptar una forma de moverse más natural.

"Entendiendo el SIBO: El enigma del Sobrecrecimiento Bacteriano en Intestino Delgado"

Este libro, fruto de la experiencia clínica de Susan, ofrece una perspectiva clara y práctica sobre el Síndrome de Sobrecrecimiento Bacteriano en el Intestino Delgado (SIBO). A través de su obra, Susan desentraña los misterios de esta condición, proporcionando a los lectores una guía esencial para comprender, abordar y superar el SIBO.

"Comprendiendo la perimenopausia: Mujer en plenitud"

Descubre la belleza en cada cambio, desde los aspectos hormonales hasta los síntomas y cambios corporales. Con historias personales y anécdotas que resuenan, te sentirás acompañada en este capítulo único de tu vida. Explora cómo la salud sexual, los aspectos emocionales y psicológicos, y el bienestar general se entrelazan en un viaje lleno de autenticidad y autoaceptación.

"Guía Completa de Terapia de Luz Roja: Salud Óptima, Piel Saludable y Otros Beneficios de la Luz Roja"

Como defensora de enfoques holísticos para la salud, Susan explora en este libro los diversos beneficios de la terapia de luz roja. Desde mejorar la salud de la piel hasta optimizar el bienestar general, la guía completa de Susan ofrece información valiosa respaldada por la investigación, permitiendo a los lectores integrar la luz roja de manera efectiva en su rutina diaria.

"Microdosis: Macrobeneficios en la Salud y el Bienestar. Tu Cuerpo en Sustancias Psicodélicas y No Psicodélicas"

En su obra más vanguardista, Susan explora el fascinante mundo de las microdosis y sus impactos en la salud y el bienestar. Este libro proporciona una visión equilibrada y científicamente fundamentada sobre el uso de sustancias psicodélicas y no psicodélicas en microdosis, ofreciendo una perspectiva única sobre su potencial beneficio para la salud mental y emocional

"High-Need Babies, The Untold Truth: The Ultimate Parenting Guide for High-Demanding Childs (English Edition)"

Susan McDowell embarks on the journey of parenting with her English-language play "High-Need Babies." This book provides a unique and comprehensive insight for parents facing the challenge of raising children with high demands. With empathy and wisdom, Susan guides parents through effective strategies and offers an enlightening perspective on the particular needs of these children.

○ · ● · ○